Autoédition – Imprimé par Create Space

Mille et une astuces et recettes de grand-mères

Spécial beauté

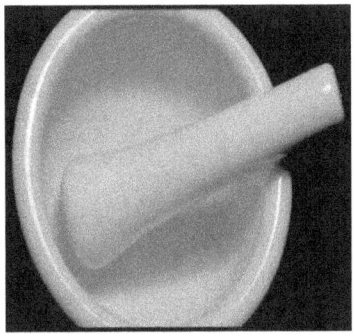

Livre écrit et mis en œuvre par Mégamarimaxi

©2016

Licence et droits d'auteur

Sommaire

❖ Avertissement   page 9
❖ Introduction   page 11
❖ Beauté des lèvres   page 13
❖ Beauté des ongles   page 21
❖ Beauté des mains   page 31
❖ Beauté des yeux   page 45
❖ Beauté des cheveux   page 55
❖ Beauté de la peau   page 99
❖ Astuces maquillage   page 169
❖ La cellulite   page 193
❖ Astuces épilation   page 205
❖ Belle et fraîche   page 213
❖ Bonus   page 231
❖ Remerciements   page 247
❖ Du même auteur   page 249

Avertissement

Cet ouvrage répertorie de nombreuses astuces et recettes à base de produits naturels. Mais avant de les utiliser, il est conseillé de respecter quelques précautions :

Si vous êtes allergique à un ingrédient ou enceinte ou si vous allaitez, il est conseillé de se renseigner sur la nature du produit à utiliser. En cas de doute, il est préférable de demander des conseils auprès de votre pharmacien ou de votre médecin.

Évitez le cumul de remède, les interattractions entre eux peuvent être dangereuses.

La peau et l'organisme des enfants sont plus fragiles que ceux d'un adulte. Soyez vigilant et employez certaines recettes avec prudence chez les enfants, surtout en cas d'eczéma, d'insuffisance respiratoire, de maladie chronique et de maladie cutanée. L'usage des huiles essentielles n'est pas à utiliser sur les enfants de moins de 12 ans. Tous les produits à base de menthe sont dangereux et peuvent causer des arrêts respiratoires, surtout chez les enfants de moins de 2 ans.

Respectez les consignes d'utilisation des huiles essentielles. En effet, les huiles essentielles sont des mélanges complexes très actifs. Leur ingestion peut irriter le système digestif et ne convient pas aux femmes enceintes, aux allaitantes et aux enfants. En usage externe, certaines huiles essentielles peuvent provoquer des réactions allergiques. Il est conseillé de faire un essai du produit sur une petite surface de la peau.

Les huiles essentielles ne doivent pas être appliquées sur une peau fragile ou qui a été récemment exposée au soleil.

Les huiles essentielles ne doivent jamais être utilisées pures, mais diluer avec des huiles végétales. Lors de leur utilisation, il faut veiller à respecter scrupuleusement les posologies et les modes d'absorption.

D'une manière générale, il est préférable de demander l'avis de son pharmacien avant d'utiliser une huile essentielle.

Prenez bien soin de respecter les doses recommandées dans les recettes.

Introduction

Tous les fabricants de cosmétiques crient haut et fort que leurs produits sont naturels, car on trouve dans la nature et les plantes tous les actifs nécessaires à notre beauté. Prenons-les au mot et fabriquons nos propres produits de beauté naturels, comme le faisaient nos grand-mères, à base de produits naturels. Dans ce livre, vous apprendrez à confectionner des masques, des crèmes hydratantes, des baumes... avec des ingrédients simples judicieusement choisis. Réapproprions-nous ces petites recettes qui n'ont pas pris une ride, ces basiques de la beauté qui ont toujours fonctionné. Pour le plaisir de la découverte ou de la redécouverte, pour nous dépanner quand on a terminé son pot de crème miracle, voici de nombreuses astuces beauté 100 % naturelles. C'est bon pour la planète, bon pour nous et bon pour notre porte-monnaie.

Il faut savoir que nos grand-mères utilisaient déjà les recettes de ce livre pour se faire belles. Parfois, elles se concoctaient une petite potion, avec les ingrédients qu'elles trouvaient dans le placard ou le frigo, pour réparer leurs ongles cassés, effacer les cernes sous les yeux, dégonfler les paupières, mettre en valeur les lèvres, lutter contre les pellicules, estomper la peau d'orange, gommer les rides... et bien d'autres choses encore.

Ici, je vous donne toutes les recettes de nos grand-mères. Vous verrez que je n'utilise aucun produit onéreux pour les réaliser et rien que des produits naturels. Avec ce livre, vous n'aurez plus besoin de crèmes coûteuses achetées en parfumeries pour retrouver de jolies mains ou effacer les rides par exemple. Avec ce livre, vous vous ferez belle simplement, rapidement et surtout sans vous ruiner.

Apprenez à confectionner des produits naturels et profitez des bienfaits de la nature et des produits maison. De la crème antiride, un baume à lèvres hydratant... je vous livre toutes mes recettes. Je vous montre comment lutter contre les ongles cassants, les mains moites, les cheveux secs... La plupart des produits utilisés se trouvent aisément dans le commerce.

Beauté des lèvres

Les lèvres sont un atout essentiel de séduction qu'il faut savoir mettre en valeur naturellement. Les lèvres ont besoin d'une attention particulièrement. Le froid, une mauvaise hydratation, le soleil… peuvent les abîmer. Voici quelques conseils et recettes pour avoir toujours de belles lèvres.

LÈVRES DOUCES

Parfois, lorsque l'on met notre gloss, de vilaines peaux mortes peuvent apparaître sous le maquillage. Ce n'est pas très joli. Mais surtout, cela vous donne un aspect un peu négligé. Pour se défaire de ces affreuses peaux mortes, il suffit de réaliser régulièrement un gommage des lèvres. Eh oui ! Le gommage n'est pas un acte qui se fait seulement sur la peau, les lèvres aussi ont le droit au gommage.

Pour cela, il suffit de frotter ses lèvres à l'aide d'une brosse à dents que l'on a préalablement pris soin d'enduire d'huile d'amande douce. Ce geste est à reproduire au moins une fois par semaine.

DES LÈVRES PULPEUSES

Qui n'a jamais rêvé à avoir les lèvres pulpeuses d'Angélina Joli ? Avant de recourir à la chirurgie esthétique, voici une astuce toute simple qui vous permettra, grâce au maquillage, de gonfler vos lèvres naturellement.

Pour cela, il suffit de sourire exagérément lorsque vous vous appliquez votre rouge à lèvres ou votre gloss. En effet, les lèvres seront étirées et le rouge à lèvres sera déposé sur toute la longueur. Cela donnera du volume à vos lèvres. À vous le sourire pulpeux !

SE FABRIQUER UN BAUME À LÈVRES

Avec cette petite recette, vous oublierez les désagréments des lèvres sèches ou gercées.

Dans un récipient plongé au bain-marie, mélangez 2 cuillères à café de cire d'abeille, 1 cuillère à café de jojoba, 1 cuillère à café d'huile d'olive et une cuillère à café d'huile d'argan. Cette mixture peut être appliquée aussi souvent que vous voulez sur vos lèvres, dès que vous les sentez sèches ou gercées. Et pour encore plus d'effet, appliquez-la le soir, juste avant d'aller au lit. Une bonne couche épaisse va hydrater vos lèvres en profondeur. Ainsi, dès le matin, elles seront douces.

EN FINIR AVEC LES LÈVRES GERCÉES

Avec ma recette, rien n'est plus facile de se concocter un baume à lèvres efficace et surtout très économique. Mieux qu'un baume à lèvres, puisque ma recette est à masque qui va hydrater vos lèvres en profondeur et va apaiser les lèvres gercées.

Prenez un yaourt nature. Ajoutez-y quelques gouttes de pamplemousse et remuez. Vous obtiendrez une mixture qu'il suffira d'appliquer sur vos lèvres et de laisser poser pendant 30 minutes avant de rincer à l'eau tiède.

DES LÈVRES DOUCES

Voici une astuce très simple et efficace pour avoir toujours des lèvres soyeuses toute la journée.

Tous les matins, versez une petite quantité de bicarbonate de soude sur votre brosse à dents. Humidifiez vos lèvres avec un peu d'eau et brossez-les avec la brosse à dents.

BEAUME À LÈVRES NATUREL

Vos lèvres sont gercées et abîmées. Pour qu'elles retrouvent toute leur douceur, il suffit de fabriquer une petite mixture maison rien qu'avec des produits naturels.

Dans un récipient, mélangez 1 cuillère à café d'huile de tournesol avec 20 g de cire d'abeille préalablement émiettée. Y ajouter 2 gouttes d'huile essentielle de citron, 2 gouttes d'huile essentielle de lavande et le jus d'un demi-citron. Faites chauffer le tout au bain-marie pendant 3 minutes tout en remuant. Laissez refroidir et transvasez la mixture dans un pot hermétique. Ce mélange pourra être gardé pendant 3 mois. Tous les matins, il vous suffira de l'appliquer sur vos lèvres.

Rappel : il est indispensable de bien lire les instructions avant d'utiliser les huiles essentielles.

CRÈME RÉPARATRICE MAISON

Vos lèvres ont tendance à devenir sèches rapidement et cela n'est pas très joli. Voici une petite recette de nos grand-mères pour préparer une crème réparatrice naturelle.

Prenez un pot muni d'un couvercle, versez-y 1 goutte d'huile essentielle de citron, 1 goutte d'huile essentielle d'orange, 1 cuillère à café de crème fraîche épaisse et 1 cuillère à soupe de miel liquide. Mélangez le tout jusqu'à l'obtention d'une crème onctueuse. Hydratez vos lèvres avec ce baume maison. Cette préparation peut être conservée pendant 6 jours au frigo.

FAIRE RESSORTIR DES LÈVRES FINES

Vos lèvres sont fines et vous aimeriez les mettre en valeur, sans pour autant utiliser un rouge à lèvres. En effet, se maquiller est tout un art qui est régi par certaines règles. Si vos yeux sont maquillés, vos lèvres doivent rester naturelles. Difficile à respecter lorsque l'on a des lèvres fines. Voici une petite astuce qui vous permettra de les faire ressortir sans trop les maquiller.

Avec un crayon beige clair-rosé, de la même teinte que la peau de votre visage ou légèrement plus clair, dessinez le contour de votre bouche et estompez le tracé vers l'extérieur. Cela va automatiquement donner l'impression de lèvres plus épaisses.

Beauté des ongles

Avoir de beaux ongles, soignés et manucurés, c'est le signe évident que vous prenez soin de vous au quotidien. Qu'ils soient naturels ou vernis, coupés courts ou longs, les ongles se doivent d'être toujours impeccables. Pour cela, voici quelques astuces et recettes maison.

RAMOLLIR LES CUTICULES

Le plus souvent, ramollir les cuticules est une vraie corvée qui peut très vite devenir une activité ruineuse si vous utilisez les produits du commerce. Voici une recette maison pour assouplir et hydrater vos cuticules juste avant une manucure.

Pour cela il suffit d'utiliser tout simplement une huile de cuisine, peu importe laquelle. L'huile d'olive, de noix, de tournesol… fera très bien l'affaire. Massez-vous les mains et faites pénétrer l'huile de cuisine au niveau des ongles. C'est facile, économique et surtout naturel.

DES ONGLES BLANCS

Stop aux ongles encrassés ou jaunis par la cigarette. Arrêtez de cacher vos ongles et faites-leur un bon nettoyage en profondeur pour leur redonner de la blancheur.

Pour cela, il suffit de tremper vos ongles pendant quelques minutes dans un bain tiède contenant de l'eau oxygénée. Ce traitement est idéal surtout si l'on aime le vernis incolore !

SÉCHER RAPIDEMENT LE VERNIS À ONGLES

Parfois, faire sécher son vernis à ongles peut prendre une plombe et l'on n'a pas forcément le temps. Mais un vernis mal séché est un vernis qui risque de s'enlever au moindre choc survenu après la pause. Voici une petite astuce très simple qui vous permettra d'oublier le sèche-cheveux.

Pour cela, il suffit de passer vos ongles des mains ou des pieds pendant quelques minutes à l'eau froide juste avant l'application du vernis. Je vous avais prévenu, c'est simple et terriblement efficace.

ONGLES SALIS PAR LE VERNIS

Enlever tout son vernis est une tâche fastidieuse. Parfois, il reste des petits résidus qu'il est difficile à faire partir. Ces petits résidus sont tenaces et peuvent vous faire passer pour une personne négligée.

L'astuce est de nettoyer vos ongles avec du bicarbonate de soude. Il suffit de saupoudrer le bicarbonate de soude sur une petite brosse souple et de la frotter énergiquement sur vos ongles préalablement humidifiés. Après deux à trois passages, vos ongles seront impeccables.

ONGLES SALES

Aie ! Vos ongles sont encrassés par la terre après avoir fait du jardinage ou du bricolage. De la terre, de la poussière ou de la crasse s'est infiltrée sous vos ongles et la déloger sera difficile. Mais pas tant que ça, car voici une recette qui vous aidera.

Mélangez, dans un récipient, le jus de 2 citrons avec 1 cuillère à soupe d'huile d'olive. Appliquez la mixture sur vos ongles en prenant bien soin d'insister sur les cuticules. Mettez des gants fins et laissez agir toute la nuit. Le lendemain, il suffira de rincer vos mains à l'eau claire et vous verrez que la saleté qui s'était logée insidieusement sous vos ongles disparaîtra instantanément. Cette petite astuce permet, également, de fortifier l'ongle.

FORTIFIER SES ONGLES

Toutes les coquettes aiment avoir de beaux ongles, forts et qui ne se cassent pas. Voici une petite recette pour les fortifier.

Dans une casserole, mélangez 9 cuillères à soupe de bicarbonate de soude et un verre de vinaigre de cidre. Faites chauffer le tout jusqu'à l'ébullition de la mixture. Laissez refroidir et une fois le mélange devenu tiède, plongez-y vos mains pendant 15 minutes. À faire toutes les semaines. Ce bain bicarbonaté fortifiera vos ongles qui seront parés pour toute la semaine. En plus, vos ongles seront toujours propres.

EN FINIR AVEC LES ONGLES MOUS

Certaines femmes ont fait l'expérience des ongles mous et cassants. Sitôt qu'ils poussent, ils se dédoublent et se cassent, rendant toute manucure impossible. On a beau y mettre un vernis fortifiant, prendre des gélules pour les fortifier, rien n'y fait, il vous est difficile de garder vos ongles longs longtemps. Voici une petite astuce pour les aider à pousser forts et beaux.

Préparez une solution de chlorure de magnésium. Pour cela, diluez dans de l'eau du chlorure de magnésium et buvez cette ingénieuse solution régulièrement. La dose idéale pour préparer une telle mixture est de 20 g de chlorure de magnésium pour 1 litre d'eau.

LA SOLUTION ÉCONOMIQUE POUR RETIRER SON VERNIS

Lorsqu'il faut retirer son vernis à ongles, on consomme un nombre important de cotons à démaquiller avec son dissolvant. Voilà une astuce pour réduire sa consommation de coton et faire du recyclage. C'est bon pour la planète et bon pour vos ongles.

Au lieu de jeter vos vieux collants en nylon filés, recyclez-les. Coupez des petits morceaux. Imbibez le nombre voulu de collants par un peu de dissolvant. Vous pouvez alors retirer votre vernis. La matière des collants accroche le vernis et le fait disparaître rapidement sans difficulté.

FAIRE DISPARAITRE LES TACHES JAUNES

Les fumeuses connaissent bien le problème des taches jaunes sur les ongles. Ces tâches sont bien ancrées et l'on a du mal à les déloger. Voici une petite astuce à réaliser chez vous, tout simplement.

Coupez un citron en deux et frottez en partie sur vos ongles jaunis par le tabac. Ils retrouveront toute leur blancheur. Toujours avec le citron, il suffit de faire prendre un bain d'eau tiède mélangée d'un jus d'un citron pour que vos ongles retrouvent toute leur blancheur.

LES ONGLES CASSANTS

Voici deux astuces utilisées par nos grand-mères pour en finir avec les ongles fragiles, cassants et qui se dédoublent.

Nos grand-mères se massaient les mains et les ongles régulièrement avec de l'huile de ricin qui a la particularité de fortifier les ongles.

Elles utilisaient aussi l'huile d'olive et plongeaient leurs mains dans un bain d'huile d'olive tiède. Cette petite astuce permet de fortifier les ongles et d'adoucir la peau des mains.

POUR DIRE ADIEU AUX SALISSURES

Lorsque l'on jardine ou l'on bricole, nos ongles se remplissent souvent de terre ou de salissures que l'on a du mal à faire partir. Cette petite astuce, facile à réaliser, vous permettra de garder vos ongles propres, quelle que soit l'activité pratiquée.

Prenez un bloc de savon de Marseille (le véritable !) et griffez-le de toutes vos forces. De petits copeaux de savon s'installeront sous vos ongles. Ensuite, après le jardinage ou le bricolage, il suffira de se rincer simplement les mains à l'eau claire et toute la saleté partira avec le savon. Vos ongles seront toujours propres et nets.

LA FIN DES ONGLES CASSANTS

Les ongles secs, cassants et striés ont besoin d'être nourris en profondeur. Voici une petite astuce simple à réaliser qui sera un véritable masque de beauté pour vos ongles.

Avant de vous coucher, passez une bonne couche généreuse de vaseline sur vos ongles en insistant sur les contours. Mettez des gants et laissez agir toute la nuit. Et avec cette astuce, vos mains aussi en profitent et sont nourries intensément.

FAVORISER LA POUSSE DES ONGLES

Pour avoir des ongles en pleine santé et favoriser leur pousse, voici une petite astuce qui nous vient de nos grand-mères.

Buvez des infusions d'ortie. On peut en boire jusqu'à 1 litre par jour. L'ortie est une plante riche en minéraux et silicate, qui présente des vertus nourrissantes. Vos ongles seront moins fragiles et leur pousse sera stimulée.

Bonus : en plus de fortifier les ongles, la tisane d'ortie donne une belle peau !

ÉLIMINER LES CUTICULES

Avoir de belles mains passe obligatoirement par le soin des ongles. Et avoir de beaux ongles passe par l'élimination des cuticules, qui donnent un aspect négligé à vos doigts. Voici une petite astuce qui permettra de les repousser plus facilement.

Préparez un bol d'eau tiède et ajoutez quelques centilitres de vinaigre blanc. Trempez pendant 5 minutes vos doigts dans cette solution. Vos cuticules vont se ramollir et seront plus faciles à pousser.

Beauté des mains

Nos mains sont les premières à être exposées au froid et au soleil. Elles subissent toutes sortes de tortures lorsqu'on les plonge dans l'eau de la vaisselle, dans l'eau bouillante du seau contenant du détergent pour sol ou encore dans de l'eau contenant de la javel. La peau de nos mains s'abîme et se dessèche. Et avec le vieillissement, des petites taches brunes peuvent apparaître. De plus, avoir de belles mains est le signe que vous prenez soin de vous. Pour avoir toujours de belles mains et faire disparaître les taches, voici quelques astuces et recettes maison.

DES MAINS TOUJOURS DOUCES

Souvent l'hiver, nos mains sont sèches, abîmées ou irritées. Voici un petit soin maison pour les aider à retrouver toute leur douceur.

Épluchez et râpez une pomme de terre crue. Dans un bol, mélangez les copeaux de pomme de terre avec 3 cuillères à soupe d'huile d'olive. Vous obtiendrez une pâte. Appliquez-la sur vos mains et laissez agir pendant 15 minutes avant de rincer à l'eau claire. Vos mains seront nourries et hydratées en profondeur.

ATTÉNUER LES TACHES BRUNES

UN ANTIRIDE POUR LES MAINS

L'apparition des taches brunes sur le dos de la main est causée par le soleil et le vieillissement. Une fois qu'elles apparaissent, elles sont difficiles à faire disparaître et trahissent votre âge. Voici une petite recette simple à réaliser pour vous aider à les estomper.

Dans un bol, mélangez une petite quantité de miel avec un yaourt nature. Appliquez une dose de cette mixture chaque jour sur vos mains et laissez agir 10 minutes avant de rincer. Cela va décolorer les taches brunes et redonner une seconde jeunesse à vos mains.

La peau de nos mains vieillit aussi, comme celle du visage et du cou. Pour ralentir ce vieillissement et avoir toujours de belles mains resplendissantes de jeunesse, voici une petite recette à utiliser sans aucune modération.

Dans un récipient, mélangez 40 g de glycérine, 200 g de lait d'amande douce, 10 g de cire blanche et 20 cl d'eau de rose. Faites chauffer la mixture au bain-marie à feu très doux pendant une vingtaine de minutes environ. Vous obtiendrez une crème que vous pouvez transvaser dans une boîte hermétique et utiliser pendant 3 mois. Tous les soirs, utilisez cette crème en massage sur les mains. Cet antiride préviendra le vieillissement de la peau des mains et les rendra douces.

Petit bonus : cette même mixture peut aussi s'utiliser pour hydrater la peau au niveau des coudes.

CRÈME HYDRATANTE POUR LES MAINS

EN FINIR AVEC LES MAINS ABIMEES

La peau de vos mains, en subissant les agressions externes, a tendance à se dessécher. Vos mains deviennent, alors, rêches et rugueuses. Pour en finir avec ce désagrément, voici une crème maison facile à concocter.

Prenez une bougie blanche et râpez-la. Prenez une bonne cuillère à café de copeaux que vous mélangerez avec 3 cuillères à café d'huile d'amande douce, 3 cuillères à café d'eau de rose, 3 cuillères à café de glycérine et 5 gouttes d'huile essentielle de lavande. Faites dissoudre le tout au bain-marie tout en remuant. Versez la mixture dans un pot hermétique et laissez refroidir. Vous obtiendrez une crème hydratante à base de produits naturels qui se conservera pendant 3 mois.

Vos mains sont rugueuses, sèches et aucune crème achetée dans le commerce n'arrive à faire disparaître totalement ce désagrément. Voici une petite recette pour vous fabriquer une crème réparatrice digne des grandes enseignes de la cosmétique.

Prenez la chair d'un avocat et mélangez-la avec 2 abricots jusqu'à obtenir une pâte lisse. Ajoutez-y 2 gouttes d'huile essentielle de citron et 2 cuillères à soupe de miel. Utilisez cette crème réparatrice comme un masque de beauté. Enduisez vos mains de mixture, plongez-les dans des gants et laissez agir toute la nuit. Le lendemain, rincez vos mains à l'eau tiède. Pour que la crème agisse en profondeur, il est conseillé de renouveler l'opération trois nuits d'affilée.

POUR DIRE ADIEU AUX MAUVAISES ODEURS

Lorsque l'on cuisine, on manipule des ingrédients et certains laissent sur les mains une mauvaise odeur qu'il est difficile de faire disparaître. On pense, notamment, à l'oignon et au poisson qui laissent une odeur pas très agréable sur les mains. Voici une petite astuce très simple qui vous aidera à lutter contre ces odeurs désagréables.

Pour cela, il suffit de frotter vos mains avec le jus d'un citron et de les rincer à l'eau froide. L'odeur désagréable sera aussitôt remplacée par une délicate odeur citronnée.

PROTÉGER SES MAINS DU FROID

Durant l'hiver, il est primordial de protéger ses mains du froid. Dans le commerce, il existe une multitude de crèmes protectrices. Certaines sont onéreuses, d'autres moins. Certaines sont efficaces et d'autres moins. Voici une recette efficace et peu onéreuse pour protéger vos mains du froid de l'hiver.

Dans un petit récipient, mélangez 5 gouttes d'huile essentielle de citron et une cuillère à soupe d'huile d'amande douce ou d'huile d'olive. Dès que vous sortez, massez vos mains avec cette mixture. Vos mimines seront parfaitement protégées du froid et sentiront bon le citron.

Attention : l'huile essentielle de citron est un composé photosensiblilisant. Ne pas exposer ses mains au soleil après l'application au risque de voir apparaître de vilaines taches brunes.

EN FINIR AVEC LES MAINS GERCÉES

Chaque hiver, c'est toujours la même chose : vos mains sont agressées par le froid, elles s'assèchent et finissent par se gercer. Pour en finir avec ce problème, voici une petite recette maison facile à fabriquer.

Récupérez le jus d'un citron pressé et mélangez-le avec 1 cuillère à café d'huile d'olive et 1 cuillère à soupe de miel liquide. Vous obtiendrez une petite mixture qu'il suffira d'appliquer sur vos mains et de laisser agir pendant 20 minutes avant de rincer à l'eau claire pour hydrater en profondeur vos mains.

PRÉSERVER SES MAINS

On le sait toutes, l'eau de la vaisselle abîme nos mains et faire la vaisselle avec des gants n'est pas toujours commode. Pour préserver ses mains lors de cette activité, voici une petite astuce très simple à réaliser.

Ajoutez 2 cuillères à café de bicarbonate de soude à l'eau de lavage. Cela va diminuer le calcaire présent dans l'eau souvent responsable du dessèchement de la peau.

AVOIR DES MAINS DE VELOURS

En période de froid, lorsque les températures deviennent négatives, les mains sont les premières à souffrir. Elles s'assèchent et peuvent gercer. Voici une petite astuce pour éviter ce genre de désagrément et, ainsi, avoir toujours des mains de velours.

Dans 1 litre d'eau, ajoutez 2 cuillères à café de bicarbonate de soude. Plongez vos mains dans cette solution et laissez-les baigner pendant une dizaine de minutes. Comme pour le bain de pied, ce bain est une véritable cure de jouvence pour les mains maltraitées par le froid.

AVOIR LES MAINS DOUCES

Pour avoir toujours les mains douces naturellement, voici quelques huiles qui vous aideront à les préserver et à les hydrater.

Le beurre de karité et quasiment toutes les huiles végétales (amande douce, germe de blé, olive, sésame…) sont vos alliés pour vous aider à garder vos mains douces tout au long de la journée. Et pour les hydrater en profondeur, vous pouvez utiliser ces produits sous forme d'un masque. Pour cela, il suffit de s'enduire les mains généreusement avec une huile ou le beurre de karité, d'enfiler des gants en coton et de laisser agir toute la nuit.

UN GOMMAGE POUR LES MAINS

Tout comme pour le reste du corps, la peau des mains peut aussi contenir des peaux mortes qu'il faut éliminer. Voici une petite recette facile qui vous permettra de gommer toutes les peaux mortes de vos mains.

Dans un mixeur, mixez 3 cuillères à soupe de flocons d'avoine et une cuillère à soupe d'huile végétale (amande douce, germe de blé, olive, sésame…). Frottez vos mains avec la pâte obtenue pendant 3 minutes avant de rincer abondamment à l'eau claire. Vos peaux mortes seront alors éliminées.

EFFACER LES TACHES BRUNES

La plupart du temps, les taches brunes sont causées par le vieillissement et l'exposition au soleil. Une fois qu'elles sont apparues, il est très difficile de les faire partir. Certaines crèmes existent dans le commerce. Mais voici une recette de crème qui marche aussi bien, sinon mieux, que les crèmes à base de produits chimiques que l'on trouve dans le commerce.

Dans un flacon, mélangez 50 ml d'huile d'onagre, 8 gouttes d'huile essentielle de bois de rose et 8 gouttes d'huile essentielle de géranium de rosat. Cette petite mixture doit être appliquée tous les jours sur le dos de la main, en légers massages. Mais si vous aimez la simplicité, une lotion de persil permet aussi d'estomper les taches brunes. Utilisée en massage quotidien, elle fait des ravages contre ces vilaines taches.

DES MAINS SOYEUSES

Pour retrouver des mains douces et soyeuses, voici une petite recette pour fabriquer une crème réparatrice à base de produits naturels.

Dans un récipient, mélangez la même quantité de jus de citron, de glycérine et d'eau de Cologne jusqu'à la formation d'une lotion homogène. Appliquez cette préparation dès que vous sentez vos mains sèches.

MAINS MOITES

Dès que vous êtes stressées, vos mains deviennent moites et cela est gênant. Voici une petite astuce pour éviter ce genre de désagrément.

Dès que vous sentez que vos mains deviennent moites, saupoudrez-les avec un peu de bicarbonate de soude. Ayez toujours un flacon de bicarbonate de soude sur vous, surtout lors d'un entretien d'embauche ou d'un rendez-vous galant.

BOOSTER L'EFFET DE SA CRÈME HYDRATANTE

Vous utilisez une crème hydratante pour vos mains, mais malgré une utilisation fréquente, elles restent désespérément rugueuses. Avant de changer de crème et de dépenser encore de l'argent, voici une petite astuce qui permettra de booster les composants qu'elle contient.

Mélangez à votre crème 3 cuillères à café de bicarbonate de soude et 1 cuillère à soupe de vinaigre de cidre. Ces ingrédients vont permettre de booster l'efficacité de votre crème hydratante.

LE PERSIL POUR ATTÉNUER LES TACHES BRUNES

Le plus souvent, les taches brunes sont dues au soleil et au vieillissement. Elles sont inesthétiques, trahissent notre âge et sont souvent mal vécues. Voici une petite astuce naturelle pour les atténuer.

Massez quotidiennement vos mains avec une lotion de persil. Le persil devrait atténuer ces vilaines taches. Mais attention, c'est un travail de longue haleine, il ne suffit pas d'appliquer la lotion une fois pour les voir disparaître !

AVOIR DES MAINS DOUCES SANS CRÈME

Cette astuce s'adresse à toutes celles qui se ruinent en achetant des crèmes hydratantes pour toujours avoir les mains douces. Stop ! Faites des économies grâce à une méthode naturelle et surtout qui ne vous coûtera pas un centime en produit cosmétique.

Plongez vos mains dans un bain d'eau salée pendant 5 minutes puis dans un bain d'eau sucrée pendant 5 minutes. Voilà, c'est fini ! Vos mains sont douces, et cela sans aucune crème !

BOOSTER L'EFFICACITÉ DE SA CRÈME L'HIVER

La peau de vos mains est la première à être agressée par le froid de l'hiver. Elle se dessèche et devient rugueuse malgré l'utilisation d'une crème hydratante. Voici une petite astuce pour rendre votre crème hydratante encore plus efficace et éviter ce désagrément.

Ajoutez quelques gouttes de vinaigre de cidre à votre soin habituel et massez-vous les mains avec. Pour une plus grande efficacité du produit, vous pouvez renouveler cette opération plusieurs fois par jour.

LES DOIGTS JAUNIS PAR LA CIGARETTE

Ceux et celles qui fument connaissent bien le problème des doigts jaunis par la cigarette. Il vrai, qu'ensuite, on a un peu honte de montrer ses doigts, ce n'est pas très esthétique. Voici une petite astuce pour effacer ces traces et retrouver des doigts impeccables.

Pour cela, il suffit de frotter vos doigts avec une petite noisette de dentifrice. En plus de nettoyer et de gommer leur aspect jaunâtre, vos doigts se sentiront plus la fumée de cigarette. Une autre petite astuce est de les frotter avec un peu de bicarbonate de soude. Cela va les nettoyer et en plus les désodoriser.

Beauté des yeux

Vos yeux sont le reflet de votre personnalité. Les yeux véhiculent de l'émotion et des sentiments. Mais ils peuvent aussi nous trahir, en affichant de vilains cernes ou des paupières enflées par une mauvaise nuit. Pour avoir toujours un magnifique regard, voici quelques astuces et recettes à base de produits naturels.

EN FINIR AVEC LES YEUX FATIGUÉS

La nuit a été trop courte ou vous avez mal dormi ou encore vous êtes enrhumé. Vos yeux trahissent ce manque évident de sommeil ou les petits virus qui ont envahi votre organisme. Voici une petite astuce pour sembler moins fatiguée que ce qu'il n'y paraît.

Pour paraître plus réveillée et plus en forme, il suffit d'appliquer une petite touche de mascara sur les cils du haut. En revanche, évitez de maquiller les cils du bas, ce qui aurait comme effet de mettre en valeur vos cernes.

UN DÉMAQUILLANT MAISON

Ha la corvée du démaquillage ! Beaucoup en font l'impasse, car se retrouvent à court de démaquillant. Et pourtant, le démaquillage est une étape importante pour la santé de votre peau. Pour éliminer toute trace de maquillage sur votre visage, voici une petite astuce très ingénieuse.

Prenez un peu de vaseline et déposez-en sur un coton. Tamponnez délicatement vos paupières, sans frotter puis rincez abondamment à l'eau tiède. La vaseline est un produit idéal pour préserver la peau fine et fragile des paupières.

ESTOMPER LES CERNES

Vous vous êtes couché trop tard le soir ou tôt le matin et vous savez pertinemment que vous n'aurez pas votre quota de sommeil. Vous savez que demain, votre regard sera celui d'un boxeur ko. Pour éviter cela, il suffit d'anticiper.

Il suffit d'appliquer de l'huile de ricin sur le contour des yeux et les paupières, juste avant de vous coucher. Attention à ne pas toucher l'œil. Au réveil, votre regard sera illuminé, sans aucune trace de cerne.

UN ANTICERNE NATUREL

Dans son armoire, avec les produits de beauté, il est indispensable d'avoir toujours de l'eau de bleuet. En effet, l'eau de bleuet est un décongestionnant qui vous rendra un énorme service lorsque votre nuit a été courte.

Le matin au réveil, l'eau de bleuet s'applique en tapotant délicatement sous l'œil. Elle dégonfle et atténue les cernes. Son seul petit défaut est d'avoir une odeur tenace qui peut, parfois, gêner.

UN ANTICERNE ÉCOLO

Là je vous propose de réaliser un anticerne gratuit, écologique, facile à réaliser et surtout très efficace, avec du marc de café. Donc, ne jetez plus votre marc de café une fois votre boisson préparée, mais recyclez-le.

Pour cela, il suffit de mélanger une cuillère à café du marc de café avec une cuillère à café de yaourt ou de fromage blanc. Ajoutez à la préparation quelques gouttes de jus de citron et laissez refroidir pendant une journée la mixture au réfrigérateur. Déposez-la sous forme de masque sous vos yeux et laissez agir pendant une quinzaine de minutes avant de nettoyer. Cette préparation va faire disparaître vos cernes et peut être posée toutes les semaines pour plus d'efficacité.

DÉGONFLER LES POCHES

On le sait tous, le concombre est vraiment le produit miracle pour nous aider à estomper les poches que l'on a sous les yeux. Vous savez, ces vilaines poches qui montrent à tous combien on est fatigué, qui nous vieillissent et qui sont là dès le réveil sans jamais pouvoir les faire disparaître, malgré toutes les crèmes onéreuses que vous avez mises sous les yeux. Voici une petite astuce qui vous aidera à les estomper sans vous ruiner.

Pour cela, il suffit de couper deux rondelles bien généreuses de concombre et de les laisser poser pendant au moins 20 minutes sur vos yeux. Cela est radical pour les poches. En attendant que le concombre agisse, profitez-en pour vous relaxer en écoutant de la musique.

DÉCONGESTION-NER SES YEUX

Le regard est le reflet de l'esprit. Il exprime les sentiments et fait passer des messages. Alors, ne le négligez pas. Pour en finir avec des yeux congestionnés au réveil, voici deux soins ancestraux à ne pas louper.

Appliquez, dès votre réveil, de l'eau de bleuet sur vos yeux, ce qui va les décongestionner pour la journée. Pour cela, imprégnez-en des compresses et laissez agir pendant 5 minutes sur chaque œil. Sinon, servez-vous de vos sachets de thé déjà infusés et posez-les sur vos yeux pendant 5 minutes. Et si vous n'avez pas d'eau de bleuet sous la main ou de sachets de thé, baignez vos yeux dans de l'eau froide, ce qui va faciliter la circulation du sang dans les paupières.

POUR UN REGARD DE BICHE

Le regard en dit long sur vous. D'ailleurs, c'est la première chose que l'on voit de vous et c'est une arme de séduction redoutable. Voici une petite recette de grand-mères pour avoir toujours un regard de biche.

Dans ½ litre d'eau, versez 15 g de feuilles de plantain, 15 g de fleurs de bleuet et 15 g de sommités fleuries de mélilot. Faites bouillir le tout et laissez infuser pendant 45 minutes. Puis rincez-vous les yeux, chaque soir, avec ce collyre qui va intensifier votre regard.

ALLONGER LES CILS

Parfois, il ne suffit pas de grand-chose pour donner de la profondeur à son regard. Allonger ses cils permet de donner de la dimension à son regard et de le booster. Pour cela, il existe une petite astuce très simple qui va permettre d'allonger vos cils petit à petit. Avec elle, vous allez pouvoir jeter vos faux-cils !

Dans un petit pot, mélangez la même quantité de vaseline et d'huile de ricin. Appliquez tous les soirs cette préparation sur vos cils. Petit à petit, vos cils s'allongeront.

LE FROID POUR UN REGARD NICKEL

Le regard trahit notre état de fatigue, surtout lorsque de vilains cernes creusent l'œil, que les yeux sont gonflés et que les poches nous font ressembler à un cocker. Voici une petite astuce pour celles qui sont pressées, astuce qui utilise le froid pour en finir avec ses désagréments, car le froid stimule la circulation sanguine et dégonfle les poches.

Dans votre congélateur, entreposez quelques disques de coton. Les jours de grande fatigue, sortez-en deux et laissez-les décongeler sur vos yeux. De même, au réveil, vous pouvez poser une serviette remplie de glaçon sur vos yeux.

ANTICIPER LES CERNES

Vous vous êtes couchée trop tard ou tôt le matin et vous savez pertinemment que le réveil sera difficile. Vous yeux trahiront votre manque de soleil et afficheront de vilains cernes pour vous punir. Pour anticiper la venue des cernes, voici une petite astuce pour éviter d'avoir un regard d'un boxeur au tapis.

Pour éviter les cernes, il suffit d'appliquer de l'huile de ricin sur vos paupières et autour des yeux (attention à ne pas toucher l'œil) avant de vous coucher.

UN REGARD ENVOÛTANT

Pour des yeux de biche et un regard envoûtant, rien ne vaut que des cils longs et soyeux. Pour cela, il y a celles qui perdent un temps fou à poser des faux cils, d'autres qui achètent des mascaras onéreux qui promettent de rallonger les cils. Stop à tout ça ! Voici une petite astuce pour favoriser la croissance des cils et leur donner vitalité et tonus.

Imbibez un coton d'huile de ricin et tamponnez délicatement vos cils (attention à ne pas toucher l'œil). L'huile de ricin va accélérer la croissance des cils et les rendre plus forts.

Petite astuce : l'huile de ricin est aussi très bonne pour les ongles. Pendant que vous faites ce soin, ne les oubliez pas et passez votre coton sur vos ongles. Cela va les nourrir et les protéger.

LUTTER CONTRE LES PAUPIÈRES GONFLÉES

Avec l'âge et la fatigue, vos paupières sont gonflées et ce n'est pas très joli. Voici une petite recette de nos grand-mères qui les feront dégonfler en un temps record.

Dans 1 litre d'eau, faites bouillir 60 g de cerfeuil, puis laissez infuser pendant une petite heure avant de filtrer. Vous obtiendrez une décoction de cerfeuil qu'il suffira d'appliquer en compresse sur chaque œil, à l'aide d'un coton imbibé, pour voir se désenfler vos paupières.

DES YEUX TOUJOURS BRILLANTS

Vous rêvez d'avoir les yeux pétillants du matin au soir. Voici une petite astuce qui va rehausser la couleur du blanc de l'œil et intensifier votre regard.

Mettez quelques gouttes d'eau de bleuet (en vente en parapharmacie) dans les yeux chaque matin. En plus d'intensifier le regard, l'eau de bleuet va reposer vos yeux, ce qui présente un avantage certain pour ceux et celles qui travaillent derrière un écran d'ordinateur.

Beauté des cheveux

QUELQUES GESTES SIMPLES

Le froid, l'humidité, l'eau calcaire, le soleil... sont autant de facteurs qui agressent vos cheveux qui se retrouvent alors secs, difficiles à coiffer, gras ou encore électriques. Voici quelques gestes simples à adopter pour éviter ces désagréments.

POUR LES CHEVEUX ÉLECTRIQUES

Vos cheveux se dressent sur votre tête à chaque fois que vous les brossez ou que vous enfilez un pull en matière synthétique. Parfois, même, attirés comme s'ils étaient des aimants, ils se collent sur votre visage. Heureusement que des solutions existent pour remanier à ce genre de problème et qu'il suffit d'adopter.

Réalisez un seul shampoing par lavage et prenez le temps de masser vos cheveux délicatement sans les emmêler.

Après le shampoing, utilisez un après-shampoing hydratant. En effet, l'apparition de l'électricité statique dans vos cheveux est causée par un manque d'hydratation dans la fibre capillaire.

Séchez toujours vos cheveux en position tiède, puis patientez 5 minutes avant de les brosser. Ils seront ainsi plus faciles à coiffer.

Utilisez, pour le coiffage, des brosses ou des peignes en matière naturelle, comme la corne ou le poil de sanglier. En effet, ces matières sont moins conductrices d'électricité que les matières plastiques par exemple.

Enfin, mouillez votre main et approchez-la de votre chevelure.

POUR LES CHEVEUX SECS

Au toucher, votre cheveu est rugueux et à la vue il paraît terne. Les pointes sont fourchues et de vilaines petites fissures apparaissent. Vous avez les cheveux secs. Ce désagrément est causé par les variations de température et l'utilisation fréquente d'un sèche-cheveux qui vont fragiliser la cuticule et favoriser l'apparition de microlésions. Pas de panique ! Là aussi, quelques gestes simples vous aideront à retrouver de beaux cheveux et à prévenir l'apparition de la sécheresse capillaire.

Après votre shampoing, prenez le temps d'effectuer un après-shampoing, qui va aider à lisser les cuticules fissurées.

Toutes les semaines, posez un masque réparateur sur l'ensemble de votre chevelure. En effet, les agents réparateurs du masque vont gainer vos cheveux et leur redonner de la douceur.

Évitez d'essorer vos cheveux après le lavage. Préférez une serviette éponge qui va absorber une grande partie de l'eau et éviter que les fibres ne cassent sous le poids de la chevelure.

Séchez vos cheveux en éloignant le sèche-cheveux d'au moins 30 cm de votre tête. Préférez la position tiède qui va moins les déshydrater.

Si vos cheveux sont très abîmés ou s'il fait froid, massez vos pointes avec une noisette de crème de jour ou du sérum.

POUR ÉVITER LES PELLICULES

Les pellicules sont de petites cellules mortes qui desquament rapidement. Ces cellules restent collées aux racines avec le sébum et, une fois sèches, tombent sur les épaules. Vous les retrouvez, alors, sur votre veste ou votre pull et cela se voit ! Chez certaines personnes, ce phénomène est récurrent, surtout l'hiver où l'organisme est davantage sollicité. Si l'apparition des pellicules est occasionnelle, un simple shampoing doux, à utiliser pendant une semaine, suffira à les éradiquer. Par contre, si le phénomène est récurent, il faudra se procurer un bon shampoing antipelliculaire et s'armer de patience. Dans la suite du livre, je vous donne quelques recettes pour confectionner un shampoing antipelliculaire et quelques astuces pour les éliminer naturellement. Après cela, il est indispensable d'adopter quelques gestes simples.

Rincez bien vos cheveux après le shampoing et prenez bien soin d'éliminer toute la mousse.

De temps en temps, alternez votre traitement avec un shampoing hypoallergénique, plus doux, qui va hydrater la fibre capillaire.

POUR LES CHEVEUX GRAS

Les cheveux gras sont un véritable problème. Vos cheveux manquent de volume et graissent dès le premier ou le deuxième jour du shampoing. Cela est la faute du sébum qui s'installe au niveau des racines et qui va graisser la fibre. On sait que le stress favorise l'apparition des cheveux gras, mais le port d'un bonnet ou d'un casque n'aide pas non plus. Voici quelques gestes simples qui vous aideront à lutter contre les cheveux gras.

Vous pouvez augmenter la fréquence des lavages afin de bien éliminer le sébum. Vous pouvez même réaliser un shampoing par jour si vous en ressentez le besoin, à condition d'utiliser un shampoing doux qui ne va pas les graisser davantage.

Évitez l'utilisation d'un après-shampoing et soignez les pointes abîmées avec un spray nourrissant en ne ciblant que les zones à traiter.

Évitez d'utiliser un shampoing sec, car son pouvoir absorbant a tendance à irriter le cuir chevelu et donc à accentuer le phénomène.

Si vous portez un bonnet ou un casquer, séchez vos cheveux à l'aide d'une serviette et évitez l'utilisation du sèche-cheveux.

POUR UNE COULEUR SANS FAUSSE NOTE

Une envie de changer la couleur de ses cheveux pour changer de tête ? Ou simplement, une envie d'essayer une autre teinture que sa teinture habituelle ? C'est bien, mais il faut faire attention à la catastrophe et ne pas vous retrouver avec une couleur verte, bleue ou carotte sur la tête ! Et si l'on n'y prend pas garde, cela peut se produire. Les fabricants mentionnent, sur les boîtes de cosmétique, de faire un essai sur une mèche de vos cheveux. C'est bien, mais souvent on ne le fait pas. Voici une petite astuce qui vous permettra d'être certaine du rendu de la couleur sur vos cheveux.

Collectez quelques cheveux qui tombent lorsque vous vous peignez. Testez votre couleur sur cette mèche de cheveux « morts » et le tour est joué. Vous aurez un aperçu valable sur le rendu de votre couleur.

UN SHAMPOING SEC NATUREL

Vous avez prévu de passer tout votre dimanche sur votre canapé en pyjama à regarder des films. Mais voilà que belle-maman téléphone et s'invite. Là, vite vous vous habillez, mais vous n'avez pas le temps de vous laver les cheveux et vous ne pouvez pas vous présenter devant elle dans cet état. Déjà qu'elle ne vous aime pas beaucoup, là ça serait une occasion en or pour elle de vous critiquer encore davantage. Voici une petite astuce qui vous permettra de réaliser un shampoing maison et express.

Prenez une poignée de farine et frottez votre crâne avec. La farine est un excellent shampoing sec, qui n'irrite pas les cheveux et qui va les débarrasser des impuretés. Laissez-la agir sur votre tête pendant deux petites minutes puis brossez vos cheveux vigoureusement afin de débarrasser votre chevelure de la farine. Le tour est joué. Vos cheveux paraîtront plus propres.

DES BULLES POUR DES CHEVEUX TOUJOURS LÉGERS

Les eaux gazeuses font du bien à notre système digestif et nous rendent légers. Alors pourquoi ne feraient-elles pas du bien à nos cheveux. Des bulles pour les rendre plus légers, fallait tester !

Pour cela, il suffit de rincer ses cheveux à l'aide d'une eau gazeuse. Les bulles vont redonner souplesse, vitalité à vos cheveux et vont assainir le cuir chevelu. C'est tout bénef !

ILLUMINER SA CHEVELURE

Comment redonner de la clarté et de l'éclat aux cheveux blonds et foncés ? Comment éclaircir ses cheveux grâce à des astuces et des recettes 100% naturelles qui nous viennent de nos grand-mères ? Toutes les réponses ici.

UN APRÈS-SHAMPOING POUR LES CHEVEUX BLONDS

Les cheveux blonds demandent beaucoup d'entretien pour ne pas perdre de la clarté. Pour avoir toujours de beaux cheveux qui reflètent la lumière, voici une petite recette maison pour fabriquer un après-shampoing à base de produits naturels, très efficace pour les chevelures blondes en mal de lumière.

Faites bouillir quelques fleurs de camomille dans de l'eau pendant une quinzaine de minutes. Laissez refroidir et filtrez la potion pour obtenir une infusion de camomilles. Après, il suffit de se masser délicatement la tête avec cet après-shampoing délicat qui laissera un doux parfum sur vos cheveux.

L'opération peut être renouvelée aussi souvent que vous le voulez !

ÉCLAIRCIR LES CHEVEUX BLONDS

Vous avez des cheveux blonds, mais pas assez clairs à votre goût. Voici une petite astuce très simple à réaliser qui permettra de les éclaircir et d'obtenir une belle couleur blonde californienne, sans utiliser des produits toxiques et onéreux.

Pressez un citron dans un verre d'eau, remuez et appliquez cette solution sur votre chevelure. Ensuite, allez prendre le soleil et reposez-vous en bronzant, pendant une petite heure. Le citron va éclaircir vos cheveux tout en douceur.

Avertissement : il est conseillé d'essayer la lotion sur une petite mèche avant de badigeonner la tête entière. De plus, ce soin est à éviter sur les cheveux foncés.

UN MIX DES DEUX RECETTES POUR ÉCLAIRCIR LES CHEVEUX BLONDS

Les recettes de nos grand-mères se découvrent ou se redécouvrent et surtout s'apprivoisent. Après, on peut facilement créer soi-même des recettes qui fonctionnent ou associer plusieurs ingrédients dans une même recette. Comme ici, où on va se servir du citron et de la camomille ensemble, afin d'éclaircir ses cheveux blonds.

Dans une casserole d'eau bouillante, faites infuser 1 poignée de fleurs séchées de camomille pendant une quinzaine de minutes. Laissez refroidir avant de filtrer puis ajoutez le jus d'un citron et 5 gouttes d'huile essentielle de lavande. Mélangez soigneusement le tout et conservez la lotion dans un flacon hermétique. Une fois par mois, appliquez cette lotion sur vos cheveux mouillés et laissez agir pendant une vingtaine de minutes avant de rincer. Vous verrez, au fil du temps, vos cheveux blonds vont retrouver tout leur éclat.

ILLUMINER LES CHEVEUX CHÂTAINS

Vos cheveux châtains ou auburn sont ternes. Vous rêvez de leur donner de la brillance et des reflets. Une solution naturelle et économique existe pour cela.

Prenez des écorces d'orange et laissez-les infuser pendant une vingtaine de minutes. Filtrez le tout et utilisez cette délicieuse tisane comme eau de rinçage. Vos cheveux seront éclatants de santé.

ILLUMINER LES CHEVEUX BRUNS

Comme les cheveux blonds, châtains ou auburn, les cheveux bruns foncés ont aussi besoin de lumière. Pour renforcer la couleur de vos cheveux bruns, voici l'eau de rinçage idéale.

Faites infuser des feuilles de noyer et utilisez cette tisane, après l'avoir préalablement filtrée, comme eau de rinçage. Pour les cheveux bruns, la sauge et le romarin sont d'autres plantes intéressantes à tester pour réveiller l'éclat de vos cheveux.

POUR LUTTER CONTRE LES CHEVEUX TERNES

Vous avez les cheveux qui manquent d'éclat et de tonus. Ils sont ternes et paraissent fatigués. Avant de les couper, voici une petite recette qui leur redonnera de la vitalité et de la brillance.

Dans un bol, mélangez un jaune d'œuf, 1 cuillère à soupe d'huile d'olive et une cuillère à soupe d'eau-de-vie (ou à défaut de l'alcool blanc à 70°). Eh oui, l'alcool n'est pas bon pour la santé, mais est bon pour les cheveux. Massez votre cuir chevelu à l'aide de la préparation puis rincez abondamment à l'eau claire.

ILLUMINER LES CHEVEUX BRUNS

Vous avez les cheveux bruns ou châtains qui manquent de lumière et de brillance. Voici une petite recette de nos grand-mères pour les illuminer et leur donner de jolis reflets chatoyants.

Prenez 3 poireaux que vous faites cuire dans 1 litre d'eau. Recueillez le bouillon en filtrant la potion. Celui-ci sera utilisé comme eau de rinçage après votre shampoing. Quant aux poireaux, ne les jetez pas. Ils pourront être dégustés froid avec de la vinaigrette ou recyclés dans une bonne soupe de légumes.

UNE BRILLANCE INFINIE

On connaît toutes le dicton « il faut souffrir pour être belle ». Malheureusement, il faut parfois en passer par là. Pour faire briller vos cheveux, voici une petite astuce, un peu douloureuse certes, mais tellement radicale.

Pour faire briller vos cheveux, il suffit de les laver à l'eau froide. En effet, l'eau froide va resserrer les écailles et redonner tonus et éclat à votre crinière. Je l'avoue, ce n'est pas facile de se laver la tête avec de l'eau froide, mais c'est tellement efficace.

DES CHEVEUX BRILLANTS

Vos cheveux sont ternes et manquent de brillance. Pas de panique, voici une petite recette de grand-mère pour les aider à leur redonner de l'allure, qui peut être utilisée sur les cheveux foncés ou blonds.

Prenez une bouteille de 1.5 l remplie d'eau et mélangez-y le jus de 2 citrons jaune et 2 cuillères à soupe de vinaigre de cidre. Utilisez cette préparation à la dernière eau de rinçage.

UNE LOTION REVITALISANTE MAISON

Vos cheveux sont ternes et vous rêvez de leur donner un peu de clarté. Essayez cette recette, facile à préparer, à base de sauge qui donnera de la brillance à vos cheveux, et cela, quelle que soit la saison.

Prenez 30 g de sauge séchée et faites-les bouillir dans 1 litre d'eau pendant 5 minutes. Retirez du feu et laissez infuser pendant 10 minutes environ. Filtrez la potion et ajoutez le jus d'un citron. Utilisez cette lotion à chaque shampoing, comme eau de rinçage et renouvelez l'opération pendant un mois.

DES CHEVEUX TOUJOURS BRILLANTS

Vos cheveux manquent de tonus et d'éclats. Voici une petite recette simple à réaliser, qui va redonner de la brillance et de la vitalité à vos cheveux.

Portez à ébullition 1 litre d'eau avec 2 grosses poignées de thym. Laissez infuser pendant une quinzaine de minutes avant de filtrer. Ajoutez à cette tisane 3 cuillères à soupe de vinaigre blanc. Appliquez cette préparation sur votre cuir chevelu et laissez agir pendant une trentaine de minutes avant de rincer.

LES CHEVEUX GRAS

Vous avez les cheveux gras ou qui deviennent vite gras. Cela est devenu un enfer pour vous. Vous multipliez les shampoings ou vous vous ruinez en achetant dans le commerce des lotions, des shampoings ou des après-shampoings qui ne font qu'assécher votre porte-monnaie. Il faut savoir que les cheveux gras proviennent de l'excès de sébum qu'il convient de réguler. Voici quelques astuces et recettes de nos grand-mères pour lutter efficacement contre les cheveux gras.

UN MASQUE CONTRE LES CHEVEUX GRAS

Vos cheveux sont trop gras ou deviennent gras trop rapidement. Cela est un véritable problème. Vous êtes obligée de multiplier les shampoings au risque d'abîmer vos cheveux. Voici une recette que nos grand-mères utilisaient pour en finir avec les cheveux gras et avoir toujours des cheveux qui paraissent fraîchement lavés.

Dans un mixeur, mettez un jaune d'œuf, 4 cuillères à soupe d'huile de noisette, 1 orange sans la peau et 10 g de poudre de noisette. Mixez le tout. Vous obtiendrez une pâte légère que vous utiliserez comme un masque. Répartissez-la sur toute la chevelure, en insistant sur les racines. Recouvrez vos cheveux à l'aide d'une serviette chaude et laissez agir pendant 30 minutes. Lavez vos cheveux avec un shampoing doux. Cette opération peut être renouvelée toutes les semaines si nécessaire.

UNE EAU DE RINÇAGE POUR LES CHEVEUX GRAS

Voici encore une petite astuce pour lutter contre les cheveux gras. Il s'agit d'une eau de rinçage à utiliser pendant le shampoing habituel, qui fait office d'après-shampoing et qui ne reconstitue pas le film gras des cheveux.

Mélangez 2 cuillères à soupe de romarin séché à un demi-litre d'eau. Faites bouillir le tout et laissez infuser pendant une vingtaine de minutes avant de filtrer. Vous pouvez utiliser cette mixture à chaque shampoing en remplacement de votre après-shampoing.

LIMITER LA PRODUCTION DE SÉBUM

Une production trop importante de sébum est responsable des cheveux gras. Voici une petite astuce radicale qui va resserrer les pores et limiter la production de sébum. Adieu les cheveux gras et à vous la liberté !

Dans de l'eau bouillante, faites infuser une poignée de feuilles séchées d'hamamélis. Vous obtiendrez une infusion d'hamamélis que vous mélangerez à un bain de bouche classique (peu importe la marque). Badigeonnez votre cuir chevelu avec un coton imbibé de cette solution. L'hamamélis et le bain de bouche contiennent tous deux des substances astringentes qui vont aider à resserrer les pores et à limiter la production de sébum.

RÉGULER LES CHEVEUX GRAS

Avoir les cheveux gras est une véritable calamité. Vous êtes obligée de multiplier les shampoings et cela n'est pas bon pour votre cuir chevelu et vos cheveux. Voici une petite recette qui permettra de réguler les cheveux gras et de limiter les shampoings.

Dans un flacon, diluez 2 cuillères à soupe de jus de citron dans 25 cl d'eau de source, style Evian. Ajoutez 1 goutte d'huile essentielle de sauge sclarée, 1 goutte d'huile essentielle de cyprès, 1 goutte d'huile essentielle de lavande, 1 goutte essentielle de cèdre et 1 cuillère à soupe de lait. Mélangez le tout et appliquez la lotion sur vos cheveux secs. Laissez agir toute la nuit. Le matin, lavez vos cheveux avec votre shampoing habituel.

Avertissement : il est conseillé de bien lire les instructions concernant les huiles essentielles avant toute utilisation.

LUTTER CONTRE LES CHEVEUX GRAS GRÂCE AU THYM

On connaît le thym pour ses propriétés antiseptiques, antibiotiques, antifongiques ou encore stimulatrices du système immunitaire. Le thym peut aussi aider à réguler les cheveux qui ont tendance à devenir gras trop rapidement.

Pour cela, il suffit de l'utiliser dans l'eau de rinçage. Mélangez du thym à de l'eau minérale et utilisez cette lotion pour rincer vos cheveux après votre shampoing. Le thym va réguler la production de sébum au niveau du cuir chevelu. Peu à peu, vos cheveux seront moins gras.

DE L'ARGILE POUR LES CHEVEUX GRAS

L'argile est un produit naturel qui va ralentir l'apparition du sébum et donc ralentir l'apparition des cheveux gras. Voici une petite astuce pour utiliser au mieux l'argile.

Prenez de l'argile verte et mélangez-la avec de l'eau jusqu'à obtenir une pâte homogène. Étalez cette pâte sur l'ensemble du cuir chevelu en prenant bien soin d'éviter les pointes. En effet, ce sont les racines qui doivent être dégraissées et non les pointes qui risqueraient de s'assécher. Laissez reposer pendant une vingtaine de minutes avant de laver vos cheveux avec votre shampoing habituel.

LES CHEVEUX SECS ET FATIGUES

Vos cheveux sont secs et cassants, comme de la paille. Voici quelques astuces et recettes à base de produits naturels pour leur redonner de la vitalité, pour les nourrir et les hydrater en profondeur. Votre chevelure retrouvera de la douceur, de la vitalité et de la brillance.

UN MASQUE POUR LES CHEVEUX SECS

Vos cheveux sont secs et manquent d'hydratation. Voici une recette pour vous fabriquer un masque de beauté qui va réhydrater en profondeur les cheveux secs.

Dans un mixeur, mixez une banane épluchée et 4 cuillères à soupe d'huile d'olive. Appliquez ce masque sur l'ensemble de votre chevelure en insistant sur les pointes. Laissez agir pendant une bonne heure puis rincez vos cheveux à l'eau tiède. Ensuite, faites votre shampoing habituel.

HYDRATER LES CHEVEUX SECS

Les cheveux secs ont besoin d'être hydratés et nourris en profondeur pour retrouver toute leur souplesse. Voici une petite astuce pour les nourrir et les renforcer grâce à une petite recette de nos grand-mères à base d'avocat.

Prenez un avocat bien mûr et pelez-le. Mélangez l'avocat pelé avec 1 cuillère à café d'huile de jojoba et 1 cuillère à café d'huile de germe de blé. Vous obtiendrez une pâte que vous appliquerez après votre shampoing habituel, en remplacement de votre après-shampoing. Laissez agir pendant 30 minutes et rincez vos cheveux. Ils seront hydratés en profondeur, de la racine jusqu'aux pointes.

UN MASQUE POUR CHEVEUX SECS

Vos cheveux sont ternes, secs et difficiles à coiffer. Pas de panique ! Rappelez-vous que c'est souvent dans la cuisine que se trouvent vos meilleurs alliés beauté.

On a tous dans le frigo un pot de mayonnaise. Servez-vous-en pour vous confectionner un masque de beauté pour vos cheveux. En effet, l'œuf contenu dans la mayonnaise apporte toutes les protéines nécessaires pour nourrir intensément les cheveux. Laissez reposer pendant une heure avant de rincer abondamment.

DES CHEVEUX FORTS

Vos cheveux sont secs, cassants et à plat. Il est alors indispensable de les nourrir de l'intérieur avec des oligo-éléments. Au lieu de vous ruiner en achetant des compléments alimentaires en parapharmacie, voici une petite astuce qui redonnera de la force à vos cheveux.

Pour cela, il suffit de consommer des noix du Brésil séchées en cure de trois semaines par exemple.

UNE EAU DE RINÇAGE POUR DES CHEVEUX SOYEUX

Vos cheveux sont éteints et manquent de douceur. Voici une petite astuce très efficace pour qu'ils redeviennent brillants, soyeux, légers et doux, grâce à une eau de rinçage au rhum et à la rose. Cela peut paraître un peu surprenant, mais croyez-moi c'est terriblement efficace.

Préparez une infusion d'eau de rose, en faisant infuser des pétales de rose dans de l'eau bouillante puis en filtrant le tout. Mélangez la même quantité de rhum à cette infusion d'eau de rose fraîchement préparée. Utilisez cette potion après votre shampoing avec l'eau de rinçage. Dès la première utilisation, vos cheveux seront plus doux et plus brillants.

UN MASQUE A LA BANANE

La banane est un fruit qui contient beaucoup de vitamines et de nutriments pour redonner force et vitalité aux cheveux secs et abîmés. Associée avec d'autres ingrédients, la banane sera idéale pour redonner de la vie à vos cheveux. Voici une recette facile qui vous permettra de vous fabriquer un masque de beauté naturel pour vos cheveux secs et cassants.

Dans un bol, écrasez une banane entière pour en faire une purée. Ajoutez-y 1 jaune d'œuf, 2 cuillères à café de miel liquide et le jus d'un citron. Appliquez cette mixture sur votre tête comme un masque et laissez agir pendant une petite heure, avant de laver vos cheveux avec un shampoing doux. Renouvelez ce soin 2 fois par semaine pendant 1 mois. Vos cheveux seront nourris et hydratés en profondeur.

UNE LOTION FORTIFIANTE

Vos cheveux sont agressés par l'environnement. Ils subissent le froid, la pollution, la chaleur du sèche-cheveux… Voici une recette de nos grand-mères pour fortifier les cheveux et pour les aider à lutter contre les agressions externes.

À parts égales, mélangez du jus de citron et du vinaigre blanc dans de l'eau tiède. Le citron est l'allié parfait pour des cheveux en pleine vitalité. Après votre shampoing, utilisez cette lotion pour vous rincer les cheveux. Laissez agir pendant 5 minutes et rincez à nouveau vos cheveux.

UN DÉMÊLANT GOURMAND

Vos cheveux sont fatigués, manquent de tonus et de vitalité. Ils ont besoin d'être intensément nourris. Ça tombe bien, voici une recette pour préparer un démêlant gourmand à base de yaourt, facile et rapide à préparer qui va nourrir en profondeur vos cheveux et faciliter le coiffage.

Fouettez un yaourt nature avec un œuf fermier. Appliquez cette crème après votre shampoing habituel et laissez agir pendant 20 minutes avant de rincer abondamment.

UN SOIN MAGIQUE

Vos cheveux sont secs et manquent de vitalité. Vous avez un rendez-vous important et n'avez pas le temps de leur faire faire une cure de jouvence qui s'étalerait sur plusieurs semaines. Voici une recette magique qui va instantanément redonner de l'éclat et de la vitalité à vos cheveux secs et abîmés.

Mélangez la chair d'un demi-avocat avec le jus d'un citron et 1 cuillère à café d'huile d'olive. Vous obtiendrez une pâte homogène qu'il suffira de laisser poser 30 minutes sur vos cheveux, avant de les laver avec votre shampoing habituel. Résultat instantané, vos cheveux sont doux et soyeux.

UN MASQUE HYDRATANT À L'HUILE D'OLIVE

L'huile d'olive a beaucoup de vertus. Elle renforce le système cardio-vasculaire et aide à lutter contre le mauvais cholestérol. L'huile d'olive, qui a un fort pouvoir hydratant, peut aussi nourrir intensément vos cheveux secs et abîmés.

Enduisez les longueurs et les pointes d'huile d'olive. Laissez agir pendant 15 minutes avant de rincer et de faire votre shampoing habituel.

UN DÉMÊLANT NOURRISSANT AUX FLOCONS D'AVOINE

Les cheveux secs et abîmés ont besoin d'un soin nourrissant. Les flocons d'avoine possèdent un fort pouvoir nourrissant. Voici une petite recette très simple qui va vous permettre de concocter un démêlant naturel nourrissant aux flocons d'avoine.

Dans de l'eau chaude, faites infuser une poignée de flocons d'avoine pendant une vingtaine de minutes. Filtrez le tout. Vous obtiendrez un lait qui est à la fois un excellent démêlant et un excellent nourrissant. Appliquez-le, après votre shampoing, sur les pointes abîmées pendant deux minutes avant de rincer.

REDONNER DU VOLUME

Vos cheveux sont à plat, ils manquent de volume et de souplesse. Ils tombent lourdement sur vos épaules et cela n'est pas très joli. Voici quelques astuces pour donner un peu de volume aux cheveux fins, cassants et à plat.

BOOSTER LES CHEVEUX FINS

Vous avez les cheveux sans volume et qui tombent ridiculement en filaments sur vos épaules. Et pourtant, vous avez essayé de nombreux shampoings qui étaient censés leur redonner du peps et du volume, mais sans résultat. Voici une petite astuce pour améliorer l'efficacité de votre shampoing.

Mélangez 2 cuillères à soupe de Maïzena avec une cuillère à soupe de votre shampoing habituel et une cuillère à soupe d'eau claire. Appliquez ce mélange sur votre chevelure et laissez agir pendant une vingtaine de minutes avant de rincer. L'effet de votre shampoing sera boosté et votre chevelure retrouvera du volume et du peps.

EN FINIR AVEC LES CHEVEUX RAPLAPLA

Vos cheveux sont plats et fatigués. Ils ont besoin d'être intensément nourris de l'intérieur. Bien sûr, vous pouvez avaler des compléments alimentaires que l'on trouve en parapharmacie. Mais moi, j'ai une solution plus simple et surtout moins coûteuse.

Pour cela, il suffit de saupoudrer tous vos plats d'une cuillère à soupe de germe de blé. Mettez-en dans vos yaourts, vos céréales, vos pâtes, vos légumes… Le germe de blé est riche en oligo-éléments, comme le magnésium, le zinc ou le phosphore, qui sont de véritables sources de protéines et de vitamines.

STOP AUX CHEVEUX MOUS

Vous cheveux sont mous, raplapla et sans volume ? Voici une recette, très simple et très rapide à réaliser pour leur redonner un peu de volume. Tout ce que vous devez avoir à la maison, c'est du rhum blanc, un œuf, de l'huile d'avocat et du jus de citron.

Dans un bol, mélangez 2 cuillères à soupe de jus de citron, 1 cuillère à soupe d'huile d'avocat, 1 jaune d'œuf et 1 cuillère à soupe de rhum blanc. Étalez cette mixture sur votre chevelure préalablement humidifiée. Laissez agir pendant une dizaine de minutes et lavez vos cheveux avec un shampoing doux.

ASTUCE RAPIDE

Vos cheveux sont raplapla et vous êtes pressée. Vous devez leur redonner un peu de volume rapidement. Voici une petite astuce, à ne pas utiliser trop souvent, qui va vous aider à les rendre plus volumineux.

Prenez un shampoing sec et pulvérisez-le sur les racines. Laissez agir pendant quelques minutes et brossez-vous les cheveux énergiquement. Vos cheveux vont automatiquement gonfler et cet effet va durer toute la journée.

Attention : cette méthode doit être ponctuelle et n'est pas recommandée aux personnes ayant les cheveux secs.

EN FINIR AVEC LES PELLICULES

Les pellicules sont une véritable calamité et sont difficiles à éliminer. Vous avez déjà essayé bons nombre de shampoings antipelliculaires, sans résultat. Vous avez toujours de petites taches blanches sur votre veste et cela fait négligé. Ces quelques petites astuces sont pour vous.

SHAMPOING ANTIPELLICULAIRE

Les pellicules sont une véritable plaie. Ils tombent sur vos vêtements foncés et ne font pas très nets. S'en débarrasser relève parfois du parcours du combattant, et on se ruine avec des lotions achetées dans le commerce alors qu'une simple petite astuce suffit à s'en défaire.

Pour cela, mélangez simplement 5 gouttes d'huile essentielle de citron à votre shampoing habituel. L'huile essentielle de citron transformera votre shampoing en un puissant produit antipelliculaire qui n'abîmera pas vos cheveux. En plus, ils sentiront bon le citron.

Avertissement : lisez bien les instructions avant d'utiliser de l'huile essentielle.

LUTTER CONTRE LES PELLICULES

Vous en avez ras le bol de voir des pellicules sur votre veste ou des taches blanches consteller les épaules de votre mari. Voici une petite astuce pour s'en débarrasser sans utiliser les produits toxiques et onéreux du commerce.

Dans un litre d'eau, faites bouillir du bois de Panama pendant 15 minutes. Après filtration, vous obtiendrez une solution à utiliser une fois par semaine en remplacement de votre shampoing habituel.

RÉGULER LE CUIR CHEVELU

Un cuir chevelu irrité favorise l'apparition de pellicules. Il faut donc l'apaiser et le réguler naturellement. Voici une petite recette, à base d'huile essentielle, qui vous permettra de réguler votre cuir chevelu et ainsi éviter l'apparition de pellicules.

Dans un bol, mélangez 1 yaourt nature au lait entier avec 2 gouttes d'huile essentielle de citron et 2 gouttes d'huile essentielle de romarin. Humidifiez vos cheveux et massez-vous la tête avec cette lotion. Laissez agir pendant 10 minutes avant de les laver avec un shampoing doux. Pour plus d'efficacité, il est conseillé de renouveler cette opération 1 fois par semaine pendant 1 mois.

DU PISSENLIT CONTRE LES PELLICULES

Nos grand-mères utilisaient le pissenlit pour se débarrasser des pellicules et ça marchait ! Alors, pourquoi ne pas essayer ? Le pissenlit est une plante facile à trouver et avec elle, adieu les pellicules. La seule chose qu'il faut avoir chez soi, en plus du pissenlit, est une centrifugeuse.

Prenez une poignée de pissenlit et mettez-la dans la centrifugeuse. Utilisez le jus obtenu en compresses sur votre crâne, à la base des racines. Laissez agir pendant 10 minutes. Après un traitement d'une semaine à base de pissenlit, vos cheveux seront en pleine santé.

UNE LOTION ANTIPELLICU-LAIRE

Voici une petite recette, à base de vinaigre de cidre et de quelques huiles essentielles, qui va assainir le cuir chevelu et faire disparaître les pellicules.

Dans 30 ml de vinaigre de cidre, mélangez 2 gouttes d'huile essentielle de romarin, 2 gouttes d'huile essentielle de cèdre de l'Atlas et 2 gouttes d'huile essentielle de tea-tree. Appliquez ce mélange sur votre cuir chevelu à l'aide d'une éponge ou d'un gant de toilette et massez délicatement pour bien faire pénétrer le produit. Laissez agir une heure avant de rincer à l'eau.

UN ÉPINARD CONTRE LES PELLICULES

L'épinard est une plante remplie de fer et de nutriments bons pour notre corps. Mais pas seulement, puisque l'épinard peut aussi nous aider à faire disparaître les pellicules. Eh oui ! Vous ne me croyez pas ? Essayez cette recette magique.

Faites bouillir des feuilles d'épinard, laissez refroidir un peu et posez-les, sous forme de cataplasme, sur votre cuir chevelu. Laissez agir pendant une quinzaine de minutes avant de retirer les feuilles et de masser votre cuir chevelu. En trois applications de feuilles d'épinard, vos pellicules ne seront plus qu'un mauvais souvenir.

RALENTIR LA CHUTE DES CHEVEUX ET LA POUSSE DES CHEVEUX BLANCS

Avec l'âge, les cheveux blancs apparaissent. Cela est certes séduisant pour un homme, mais n'est pas un atout pour une femme, qui va alors passer son temps à les traquer et à essayer de les dissimuler. Les cheveux blancs peuvent apparaître à tout âge et sont souvent liés à la génétique et aux hormones. Le stress aussi peut aider à les faire apparaître plus rapidement. De même, certaines femmes perdent leurs cheveux à la ménopause ou lors de la grossesse, ce qui rend leur crinière moins épaisse et surtout moins esthétique. Voici quelques conseils de beauté pour vous aider à lutter contre ces deux soucis.

LUTTER CONTRE LA CHUTE DES CHEVEUX

La chute des cheveux peut provenir d'un dérèglement hormonal, du stress, d'une grossesse, d'un accouchement, de la ménopause… Devant ce phénomène, toutes les femmes ne sont pas égales, mais toutes seront, au moins une fois dans leur vie, confrontées à ce délicat problème. Dans le commerce, il existe des compléments alimentaires qui peuvent ralentir la chute des cheveux. Mais ces compléments restent chers et leur efficacité est parfois controversée. Voici une petite astuce très simple à réaliser et surtout peu coûteuse.

Écrasez quelques graines de persil et frictionnez vos cheveux avec la mixture obtenue. Laissez agir toute la nuit et utilisez un shampoing doux le lendemain. Renouvelez cette opération pendant 15 jours, afin que les graines de persil puissent agir en profondeur et ralentir la chute des cheveux.

UNE EAU DE RINÇAGE POUR LIMITER LA CHUTE DES CHEVEUX

Vous êtes fatiguée ou stressée, vos cheveux aussi. Ils sont fragilisés et vous les perdez par poignées. Voici une petite recette magique qui vous permettra de les booster et de limiter la perte de vos cheveux.

Dans 1 litre d'eau tiède, mélangez 4 cuillères à soupe de vinaigre de cidre et 2 cuillères à soupe de miel. Utilisez cette potion comme eau de rinçage après chaque shampoing. Le vinaigre de cidre et le miel contiennent des nutriments essentiels qui vont redonner de l'énergie à vos cheveux.

RETARDER LA POUSSE DES CHEVEUX BLANCS

À l'image de George Clooney, les cheveux blancs donnent une allure sexy et mature chez les hommes. En revanche, chez les femmes, les cheveux blancs donnent une image négligée et vieillarde. De nombreuses femmes se battent à coup de teinture pour les éliminer. Voici une petite astuce pour retarder l'apparition des cheveux blancs.

Prenez une poignée de racines d'ortie que vous faites frémir pendant 20 minutes dans un demi-litre d'eau. Filtrez la solution obtenue et appliquez-la généreusement en massant légèrement avant chaque shampoing.

UNE LOTION CONTRE LES CHEVEUX BLANCS

Tout comme l'ortie, le chlorure de magnésium aide à lutter contre l'apparition des cheveux blancs. Pour cela, il suffit de préparer une lotion à base de chlorure de magnésium.

Dans une bouteille, versez 1 litre d'eau et diluez 20 g de chlorure de sodium. La lotion est prête. 2 fois par jour, frictionnez votre chevelure avec 10 cl de cette solution. Mais soyez patiente, il faut compter au moins 6 mois de ce traitement pour voir apparaître les premiers résultats.

ASTUCES COIFFURE

Il arrive que vos cheveux soient indisciplinés, difficiles à démêler et à coiffer. Voici quelques astuces simples qui vous aideront à les coiffer, à les maîtriser et à les faire tenir, tout cela rien qu'avec des produits naturels et peu onéreux.

DES CHEVEUX SOUPLES ET FACILES À COIFFER

Il arrive que vos cheveux manquent de souplesse. Ils deviennent, alors, difficiles à coiffer. Voici une petite astuce qui permettra de discipliner les cheveux rebelles et de redonner de la souplesse à votre chevelure.

Ajoutez 1 cuillère à café de bicarbonate de soude à votre shampoing habituel. Ensuite, il suffit de se laver régulièrement les cheveux avec. Vos cheveux seront moins rebelles et plus faciles à démêler et à coiffer.

DES BOUCLES POUR LES CHEVEUX LISSES

C'est bien connu, celles qui ont les cheveux lisses rêvent d'avoir les cheveux bouclés et vice versa. Pour boucler des cheveux lisses, il faut avoir recours à un fer à friser, mais les boucles disparaissent au premier lavage ou fondent sous la pluie. On peut aussi utiliser des produits agressifs pour réaliser une permanente, avec le risque d'abîmer les cheveux et le cuir chevelu. Voici une astuce toute simple pour faire boucler des cheveux lisses et obtenir des boucles qui tiennent et résistent au vent !

Pour cela, il suffit d'utiliser des rouleaux et de la bière ! Humectez vos cheveux à l'aide de la bière avant de les enrouler sur des rouleaux. La bière est un puissant fixateur qui va aider à fixer vos boucles. Il suffit d'attendre que vos cheveux sèchent pour retirer le tout. Et vous n'aurez pas à attendre longtemps puisque la bière accélère le séchage !

UN SHAMPOING SEC

Vous n'avez pas le temps de vous laver les cheveux et vous avez un rendez-vous important. Bien sûr, vous avez un shampoing sec acheté dans le commerce, mais qui abîme vos cheveux. Ne paniquez plus, voici une petite astuce leur donnera un peu de propreté et permettra d'attendre le soir avant de les laver.

Saupoudrez votre chevelure de bicarbonate de soude et brossez-la énergiquement. Le bicarbonate de soude va accrocher les saletés et le gras des cheveux qui vont être éliminés par le brossage.

ENLEVER LES PRODUITS COIFFANTS

Vous utilisez de la laque ou du gel pour fixer votre coupe ou pour tenir vos boucles. On sait que la plupart des produits coiffants sont très difficiles à enlever, surtout au niveau du cuir chevelu où ils ne sont jamais éliminés complètement malgré le shampoing. Voici une petite astuce très simple pour enlever toute trace de gel ou de laque sur votre chevelure.

Prenez une bouteille d'eau vide. Remplissez-la d'eau du robinet et ajoutez-y 2 cuillères à café de bicarbonate de soude. Rincez vos cheveux avec la mixture. Le bicarbonate de soude va dissoudre les résidus de gel ou de laque restants sur votre cuir chevelu.

UNE COIFFURE EXPRESS

Certains matins sont plus durs que d'autres. Vous vous êtes réveillée en retard ou vos enfants vous ont mis en retard ou bébé ne veut pas boire son biberon. Et là, c'est la catastrophe. Vous n'avez plus le temps pour vous coiffer et vos cheveux ont encore la marque du coussin et affichent de beaux épis qui se redressent fièrement sur votre tête. Vous n'avez qu'une envie, tout attacher et tant pis pour le look. Avant d'en arriver là, voici une petite astuce très rapide à réaliser pour vous aider à vous coiffer.

Pressez un citron et récupérez le jus que vous passerez sur votre chevelure en insistant sur les épis récalcitrants. En deux temps trois mouvements, tous vos épis auront disparu et vous pourrez vous coiffer facilement.

UNE LAQUE MAISON

Vous vous retrouvez en panne de laque et vous en avez absolument besoin pour faire tenir vos boucles. Ou encore, vous en avez marre de vous ruiner en achetant des tonnes de laques pas forcément efficaces et qui assèchent vos cheveux. Voici une petite recette pour préparer une décoction de romarin qui va agir comme une véritable laque sans abîmer vos cheveux.

Dans une casserole contenant un demi-litre d'eau, versez une cuillère à soupe de romarin. Faites bouillir le tout. Laissez refroidir et filtrez la potion avant de la mettre dans une fiole munie d'un atomiseur. Enfin, avant de refermer le flacon, ajoutez une cuillère à soupe de vodka ! Eh oui, j'ai bien dit de la vodka. Cette préparation pourra être vaporisée sur vos cheveux et agira comme une véritable laque, avec les produits chimiques en moins.

RÉUSSIR UN CHIGNON SUR CHEVEUX FRISE

Les cheveux frisés présentent l'avantage d'être naturellement crêpés, donc plus faciles à faire tenir. Pourtant, il arrive que le chignon soit difficile à réaliser malgré votre crinière frisée.

Pour cela, il faut penser à les défriser un peu avant de procéder au chignon. Et pour le faire tenir, oubliez la laque et préférez le gel ou la cire qui sont des produits plus efficaces pour tenir en place des cheveux épais.

EN FINIR AVEC LES CHEVEUX ÉLECTRIQUES

Vos cheveux ont parfois tendance à être électriques et à rebiquer dans tous les sens, surtout lorsque vous enlevez votre bonnet en laine ou essayez un vêtement dans un magasin ou tout simplement lorsque vous vous coiffez. Voici une petite astuce très simple à réaliser pour éviter cet inconvénient.

Juste avant le coiffage, passez simplement vos mains humides sur l'ensemble de votre chevelure. Cela la débarrassera de l'électricité statique.

UNE COULEUR SANS TACHES

Pour réaliser des économies, beaucoup de femmes préfèrent se faire une teinture à la maison, pour cacher les cheveux blancs ou simplement pour avoir une nouvelle tête. C'est bien, mais le plus souvent, la teinture déborde et on en a plein le front, le contour du visage et les oreilles. Après on perd un temps fou à la faire disparaître. Voici une petite astuce très simple à réaliser pour éviter ce désagrément.

Appliquez généreusement votre crème hydratante sur le contour du visage, les oreilles et la nuque, avant de commencer l'application de votre teinture. Après, il suffira de frotter légèrement au moment du rinçage pour faire disparaître les traces de teinture sur votre peau.

ÉLIMINER LES ODEURS

Vos cheveux absorbent toutes les odeurs de l'environnement. Parfois, ils peuvent sentir la friture ou la fumée de cigarette. Certaines odeurs sont difficiles à éliminer même après le shampoing. Voici une petite astuce pour chasser ces mauvaises odeurs de votre crinière.

Pour cela, il suffit de masser énergiquement vos cheveux secs avec du bicarbonate de soude. Ensuite, il suffit de les brosser pour éliminer les traces de bicarbonate. L'odeur imprégnée dans votre crinière partira en même temps que le bicarbonate de soude.

RÉUSSIR UN CHIGNON SUR CHEVEUX FINS

Vos cheveux sont fins et manquent de volume. Difficile de réussir à faire tenir un chignon dans ces conditions. Voici une petite astuce pour réussir un chignon impeccable même sur des cheveux très fins.

L'astuce est de donner un peu de volume à vos cheveux. Pour cela, il faut crêper l'ensemble de la chevelure, mèche à mèche, en partant de la racine jusqu'aux pointes. Seul le crêpage permettra de faire tenir le chignon. Puis laquez le tout pour bien faire tenir la coiffure. Pensez, aussi, à vous laver les cheveux un jour avant au moins. En effet, le chignon tiendra mieux sur des cheveux qui n'ont pas été fraîchement lavés.

UN CHIGNON POUR VISAGE ROND

Avoir le visage rond ne veut pas dire que vous devez vous priver de vous coiffer avec un chignon. Mais voici une petite astuce coiffure qui vous permettra d'allonger votre visage tout en portant votre chignon.

Quelle que soit la forme du chignon, pensez à bien laisser apparaître le bombé sur le haut de la tête. Ainsi, vous créerez l'illusion de verticalité, ce qui va allonger votre visage, diminuera l'effet de courbes et mettra en valeur votre coiffure.

PARFUMER SES CHEVEUX

Les cheveux ont tendance à s'imprégner des odeurs extérieures, que ce soit la fumée de cigarette ou des odeurs de cuisine. Voici une petite astuce toute simple qui va repousser toutes ces odeurs et vous aider à garder toujours une bonne senteur sur vos cheveux.

Portez à ébullition 10 cl de fleur d'oranger et incorporez le jus de 2 citrons. Laissez tiédir et transvasez le tout dans un flacon hermétique. Utilisez cette solution, après chaque lavage, en eau de rinçage.

UN GEL MAISON

Votre gel est votre allié beauté. Sans lui, impossible de discipliner vos cheveux rebelles. Oui, mais, le gel est un produit qui abîme les cheveux et qui les assèche. Voici une recette maison pour fabriquer un gel coiffant 100 % naturel qui prendra soin de vos cheveux.

Dans une casserole, faites bouillir pendant 5 minutes 50 g de graines de lin dans 20 cl d'eau ou de bière. Filtrez le tout et ajoutez 2 cuillères à soupe de glycérine. Mélangez et votre gel est prêt à l'emploi.

Petite astuce : vous pouvez diminuer ou au contraire augmenter la quantité de graines de lin afin d'obtenir un gel plus ou moins fixant.

RAVIVER SA COULEUR

Vos cheveux colorés sont ternes. Voici une petite astuce très simple qui leur permettra de leur redonner de l'éclat et de beaux reflets.

Pour cela, il suffit d'utiliser le vinaigre dans sa dernière eau de rinçage, mais pas n'importe quel vinaigre pour n'importe quelle couleur de cheveux. Le vinaigre blanc ou le vinaigre de cidres seront parfaits pour les cheveux blonds, le vinaigre de framboise sera idéal pour les cheveux roux tandis que le vinaigre rouge ou balsamique fera des miracles sur les cheveux bruns.

Beauté de la peau

CONNAITRE SON TYPE DE PEAU

Confectionner ses produits de beauté soi-même permet d'offrir à sa peau des soins entièrement naturels et surtout personnalisés. Car à chaque peau ses ingrédients. Que vous ayez une peau mature, grasse, sèche, mixte ou sensible, mes recettes et mes astuces vous permettront de choisir l'ingrédient qui vous convient le mieux. Mais avant toute chose, il est indispensable de connaître son type de peau afin de pouvoir privilégier les ingrédients qui lui conviennent et en bannir d'autres.

Les peaux sèches ont tendance à tirailler et manquent d'éclat.

Les peaux grasses ont tendance à briller et sont sensibles aux imperfections.

Les peaux mixtes brillent au niveau de la zone du T et sont sèches en dehors de cette zone.

Les peaux matures affichent des rides, des ridules et des taches brunes.

Les peaux jeunes sont sensibles à l'acné et aux imperfections disgracieuses.

Une fois que vous avez ciblé votre type de peau, reportez-vous au paragraphe qui vous concerne.

Il faut savoir que la peau du visage demande des soins particuliers et cela qu'elle soit sèche, grasse, mixte, mature, jeune ou normale. Il faut lui accorder du temps chaque jour et penser aux trois soins à respecter scrupuleusement : nettoyage, hydratation et protection et cela même si vous n'avez pas de problèmes de peau. Sinon, gare aux mines brouillées, aux rides précoces, aux imperfections et aux irritations. En plus de ces trois gestes quotidiens, n'oubliez des soins plus profonds, comme des gommages ou des masques, à réaliser au moins une fois par semaine ou tous les quinze jours.

LES PEAUX SÈCHES

Votre peau est sèche si vous ressentez des sensations de tiraillement, notamment en hiver ou après la toilette. Votre peau paraît sèche par endroits et manque d'éclat. Alors, votre peau manque d'hydratation et de nutriments. Il convient de la nourrir intensément grâce à des nutriments bien choisis.

Toutes les huiles végétales, comme le jojoba, l'argan ou l'amande douce sont bonnes pour les peaux sèches. Vous pouvez vous masser les parties de votre corps avec ces huiles. Pour plus d'efficacité, mélangez quelques gouttes d'huile essentielle régénérante, comme l'huile essentielle de rose ou de bois de rose.

Évitez tous les produits exfoliants et les substances acides qui ne feront qu'irriter votre peau. Préférez des produits à base d'ingrédients doux, comme la banane, l'abricot ou la crème fraîche. Et une fois par semaine, n'oubliez pas de vous faire un masque à base d'argile blanche qui va apporter de la douceur à votre peau sèche.

LE SAVON D'ALEP

Le savon d'Alep est un savon d'une douceur extrême qui convient particulièrement aux peaux sèches. Il va nettoyer et aider à combattre la peau sèche, sans avoir à utiliser d'autres produits plus onéreux. Bien sûr, on trouve le savon d'Alep dans le commerce, mais vous pouvez aussi le fabriquer vous-même.

Pour cela, il suffit de mélanger à parts égales de l'huile d'olive et du beurre de laurier, puis de cuire ce mélange et le laisser refroidir. Le savon d'Alep peut être utilisé lors des toilettes quotidiennes, en remplacement du savon classique. Et lors de vos bains, pensez à intégrer dans l'eau quelques gouttes de monoï qui va nourrir et protéger votre peau sèche.

UNE CRÈME HYDRATANTE

Nos grand-mères connaissaient comment se confectionner une crème hydratante parfaite pour les peaux sèches. Suivez cette recette pour nourrir et hydrater en profondeur votre peau sèche.

Dans un récipient, mélangez 3 cuillères à soupe d'huile végétale de germe de blé, 3 cuillères à soupe d'huile de tournesol, 3 cuillères à soupe d'huile d'olive et 4 jaunes d'œufs jusqu'à obtenir une mixture homogène. Rajoutez 3 cuillères à soupe de vinaigre de cidre. Votre crème est prête. Vous pouvez l'utiliser tous les matins et la garder pendant 1 semaine dans le réfrigérateur.

UN MASQUE NOURRISSANT À L'AVOCAT

L'avocat nourrit et protège les peaux sèches. Il aide à hydrater ces peaux et prévient la sécheresse cutanée. Voici une recette d'un masque à l'avocat qui redonnera souplesse et confort aux peaux sèches.

Prenez un avocat bien mûr, retirez sa chair et écrasez-la. Ajoutez un peu d'huile d'olive, bio de préférence. Si vous n'avez pas d'avocat sous la main, vous pouvez aisément le remplacer par une banane. Appliquez cette mixture sur votre visage pendant 15 minutes avant de rincer à l'eau claire.

POUR APAISER LES DARTRES

Les personnes ayant la peau sèche ou sensible sont les plus concernées par l'apparition des dartres. Les dartres sont de petites desquamations blanches ou rosées qui apparaissent dans le cadre d'une dermatite atopique. Elles ressemblent à une dépigmentation de la peau localisée. Voici un remède de grand-mères qui va vous aider à les faire disparaître.

Humectez-vous le visage tous les jours avec le jus d'un citron. Vous verrez qu'en 1 mois, vos dartres auront déjà diminué. Par contre, pendant le traitement, il est interdit de s'exposer au soleil.

HYDRATER SA PEAU EN PROFONDEUR

Les peaux sèches souffrent de déshydratation et c'est pourquoi elles tiraillent. Elles ont besoin d'être hydratées en profondeur pour les soulager. Voici un masque maison qui saura apaiser les peaux sèches et les hydrater en profondeur.

Dans un bol, mélangez le jus d'un citron, 2 cuillères à soupe d'argile en poudre, 1 cuillère à café de miel d'acacia, 1 cuillère à café d'huile de jojoba et 2 gouttes d'huile essentielle de géranium. Vous obtiendrez une pâte onctueuse qui sera mise sur l'ensemble de votre visage. Laissez sécher puis rincez-vous à l'eau claire. Vous pouvez renouveler cette opération toutes les semaines si nécessaire.

UNE CRÈME DE NUIT HYDRATANTE

Les peaux sèches ont besoin d'être hydratées et nourries en profondeur la nuit afin qu'elles puissent se régénérer plus rapidement. Avec cette crème nourrissante de nuit, votre peau sera resplendissante de beauté et de santé.

Mixez 1 abricot préalablement lavé avec le jus d'un citron. Dans le même temps, chauffez tout doucement au bain-marie 3 cuillères à soupe de beurre de karité. Mélangez le beurre de karité fondu avec l'abricot mixé jusqu'à obtenir une crème opaque. Transvasez le tout dans un petit pot hermétique que vous pourrez conserver au réfrigérateur. Vous pouvez utiliser cette crème de nuit tous les soirs, avant d'aller vous coucher. Pour cela, il suffit d'appliquer une petite noisette sur votre visage.

UN MASQUE TENSEUR

Voici une petite recette simple et terriblement efficace pour une mise en beauté rapide des peaux sèches.

Dans un récipient, mélangez 1 cuillère à soupe de crème de lait avec un peu de miel. Appliquez cette mixture sur votre visage et laissez agir pendant 20 minutes. Rincez-vous délicatement à l'eau, chaude et minérale de préférence.

LES PEAUX GRASSES

Les peaux grasses ont tendance à briller et sont plus sujettes aux imperfections inesthétiques et désagréables, comme les points noirs et les boutons... Souvent, la peau de nos adolescents est grasse, ce qui provoque de l'acné. Ce sont des peaux qu'il convient de purifier, mais sans les agresser.

Les huiles végétales ne sont pas à proscrire lorsque l'on a la peau grasse, à condition de bien les choisir. On privilégiera les huiles végétales de noisette ou de pépins de raisin, qui sont des huiles très peu astringentes et non grasses. Pour lutter contre l'excès de sébum responsable des boutons, associez à ces huiles de l'huile essentielle de pamplemousse, de sauge sclarée ou de cèdre de l'Atlas.

Pour vos gommages et vos crèmes maison, privilégiez des ingrédients astringents comme le citron, le miel, le yaourt ou le concombre pour les réaliser. La menthe possède des propriétés antiseptiques et se révèle être une bonne amie des peaux grasses.

UN MASQUE CONTRE LES PORES DILATÉS

Rien de tel qu'un bon masque pour resserrer les pores dilatés. Un masque oui, mais pas n'importe quel masque, puisque celui que je vous propose est à base de fraises. Voici une petite recette miracle pour fabriquer un masque astringent.

Dans un récipient, mélangez une dizaine de fraises, 1 yaourt nature, 1 cuillère à soupe d'huile d'olive et 1 cuillère à soupe de fécule de pomme de terre. Écrasez et malaxez le tout jusqu'à l'obtention d'une pâte épaisse et appliquez-la en masque et laissez poser pendant 20 minutes avant de rincer.

UNE LOTION CONTRE LES POINTS NOIRS

Avoir des points noirs sur tout le visage n'est pas très esthétique. La plupart du temps, ils se localisent sur nez, le menton et le front. Voici une petite lotion à base de produits naturels qui vous aidera à vous en débarrasser.

Dans 1 litre d'eau, faites bouillir 25 g de fleurs de sureau. Laissez infuser le tout pendant 20 minutes. Laissez refroidir la potion et placez-la au réfrigérateur pendant une petite heure. Filtrez la potion et transvasez le liquide obtenu dans un flacon. Ensuite, il suffit de se passer sur le visage matin et soir cette lotion à l'aide d'un coton.

CONTRE LES BOUTONS

Vous avez essayé de nombreuses crèmes dites « miracles » pour éliminer vos boutons disgracieux sans jamais y parvenir. Cessez de gaspiller votre argent et tentez cette petite astuce qui vous aidera à les faire disparaître.

Humectez votre visage avec un peu d'eau et étalez-y du bicarbonate de soude. Un masque va se former avec les petits grains du bicarbonate. Laissez agir pendant 2 minutes avant de rincer avant de l'eau claire. Et si vous avez de nombreux boutons, laissez agir le bicarbonate pendant 5 minutes sur votre peau.

DE LA BANANE CONTRE LES POINTS NOIRS

La banane est un excellent antiride, mais pas seulement. Ce fruit permet de désincruster les points noirs sans utiliser de gommage.

Pour cela, il suffit de prendre une peau de banane et de se frotter le visage avec, surtout au niveau des zones concernées par les points noirs. Bien sûr, il faut se frotter le visage avec la face interne de la peau de banane.

UNE LOTION ASTRINGENTE

Les peaux grasses ont tendance à briller et ce n'est pas très joli. Voici une petite recette à base de produits naturels qui vous permettra de fabriquer une petite lotion astringente à base de menthe poivrée qui diminuera cette brillance inesthétique.

Dans une tasse remplie d'eau bouillante, laissez infuser 2 cuillères à soupe de menthe. Filtrez le tout et laissez refroidir. Appliquez cette lotion sur le visage, le matin ou le soir, à l'aide d'un coton. La lotion peut se conserver pendant 5 jours au réfrigérateur.

ASSÉCHER EN DOUCEUR

Les peaux grasses ont besoin d'être tonifiées et asséchées en douceur. Pour cela, la mangue peut nous aider. Voici une petite recette de grand-mères pour réaliser un masque à la mangue qui fait des miracles sur les peaux grasses.

Écrasez une mangue préalablement lavée jusqu'à obtenir une bouillie. Étalez cette bouillie sur votre visage en réalisant de légers massages circulaires. Laissez agir quelques secondes avant de rincer à l'eau claire.

UNE LOTION POUR FAIRE DISPARAITRE LES BOUTONS

Il n'est pas rare que sur une peau grasse apparaissent quelques boutons disgracieux de temps en temps. Voici une lotion qui vous aidera à faire disparaître ces boutons qui arrivent sans prévenir.

Dans un récipient, mélangez 1 cuillère à café de chlorure de magnésium, 1 cuillère à café de bicarbonate de soude avec un peu d'eau florale. Appliquez cette lotion tous les jours sur vos boutons.

UNE CRÈME À LA MENTHE

La menthe est certainement la meilleure plante pour les peaux grasses. Elle possède des propriétés antiseptiques qui vont empêcher la multiplication des bactéries sur la surface de la peau. De plus, la menthe est très facile à cultiver. Alors n'hésitez pas à en faire pousser pour le bien de votre peau.

Prenez une poignée de feuilles de menthe, préalablement lavées, et passez-les au mixeur. Recueillez le jus et ajoutez-y une cuillère à café d'argile en poudre et 2 cuillères à café d'huile d'olive. Mélangez énergiquement le tout et appliquez cette préparation sur votre visage en massant légèrement. Ôtez le surplus. Cette crème peut se conserver 5 jours dans votre réfrigérateur.

DE LA PAPAYE CONTRE LES POINTS NOIRS

La papaye est un fruit étonnant qui peut vous aider à faire disparaître vos points noirs. Pour cela, rien de plus simple. Il suffit de se préparer un masque avec ce fruit et de le laisser agir. Il est entendu que ce masque ne devra pas être utilisé le jour où vous avez décidé d'enlever manuellement vos points noirs.

Mixez la chair d'une demi-papaye et étalez cette chair sur votre visage. Laissez agir une dizaine de minutes, mais pas plus, car la papaye a tendance à sécher et serait alors plus difficile à enlever. Après, il suffit de se rincer à l'eau claire. Vous pouvez utiliser ce masque une fois par semaine et vos points noirs ne seront plus qu'un mauvais souvenir.

POUR RESSERRER LES PORES DILATÉS

Les peaux grasses ont souvent les pores dilatés, ce qui crée les points noirs et les boutons. Voici une petite recette d'un masque magique qui va naturellement resserrer les pores dilatés.

Dans un bol, mélangez 1 cuillère à soupe de menthe hachée, 2 cuillères à soupe de miel épais et 1 cuillère à soupe de vinaigre de cidre. Laissez macérer pendant 2 heures avant de remélanger le tout. Appliquez la crème obtenue sur votre visage à l'aide d'un pinceau. Laissez agir pendant 10 minutes avant de rincer avec de l'eau vinaigrée.

DU VINAIGRE DE CIDRE CONTRE LES BOUTONS

Le vinaigre de cidre peut vous aider à faire disparaître vos boutons durablement et naturellement. Pour cela, il suffit de vous fabriquer une lotion maison à base de vinaigre de cidre.

Prenez un petit flacon et mettez-y 8 cuillères à soupe de vinaigre de cidre. Remplissez le flacon avec de l'eau minérale et agitez le tout. Appliquez cette lotion sur une peau bien nettoyée en évitant le contour des yeux. Laissez sécher pendant 15 minutes avant de rincer à l'aide d'un brumisateur.

CHASSER LES POINTS NOIRS

Une fois installés, les points noirs sont très difficiles à déloger. Bien sûr, vous pouvez utiliser la pince à épiler pour les faire sortir au maximum, mais cela laissera des traces sur votre peau ou utilisez des bandes de cires spéciales vendues à prix d'or dans les commerces. Voici une recette très simple et surtout très économique pour chasser ces points noirs qui vous gâchent la vie.

Dans une casserole, portez à ébullition une cuillère à soupe de pétales de rose séchés, 1 tasse de vinaigre de cidre et 4 tasses d'eau. Laissez infuser le tout pendant 30 minutes. Une fois le liquide refroidi, transvasez-le dans un bocal hermétique et laissez-le fermer pendant 2 semaines. Ensuite, filtrez la potion et mettez-la en bouteille. Chaque matin et chaque soir, nettoyez votre visage avec cette mixture miracle.

RETROUVER DE L'ÉCLAT

Les peaux grasses ont tendance à avoir un aspect huileux quelque peu désagréable. Voici une petite astuce pour retrouver une belle peau et redonner de l'éclat à votre peau.

Préparez une lotion contenant 1 verre de vinaigre de lavande et 8 verres d'eau minérale. Matin et soir, lavez-vous le visage avec cette lotion.

AGIR CONTRE LES BOUTONS BLANCS

Les boutons blancs, avec les points noirs, sont la hantise des peaux à tendance grasse. Vous avez essayé de nombreuses crèmes plus ou moins coûteuses, sans jamais réussir à les faire disparaître totalement. Voici une petite recette de grand-mères d'une lotion à base de produits naturels pour vous aider à les faire disparaître.

Dans un récipient, mélangez un peu de sirop d'érable, du poivre et le jus d'un demi-concombre. Appliquez cette mixture, à l'aide d'un coton, sur vos boutons blancs.

ÉLIMINER LES BOUTONS BLANCS

Voici un autre remède tout aussi efficace et naturel que celui du paragraphe au-dessus pour faire disparaître les boutons blancs.

Dans un récipient, mélangez 1 cuillère à café de miel et 1 cuillère à café de muscade de poudre. Le miel possède des propriétés cicatrisantes et antiseptiques. Appliquez la pâte obtenue localement sur les boutons et laissez agir pendant au moins 20 minutes avant de rincer à l'eau claire.

NETTOYER LES PEAUX GRASSES EN PROFONDEUR

Pour chasser toutes les impuretés de votre peau et ainsi éviter l'apparition des points noirs et des boutons, il est indispensable de la nettoyer en profondeur. Voici une petite recette d'un masque au thym pour vous aider à nettoyer en profondeur les peaux grasses.

Pour cette recette, vous aurez besoin de 2 cuillères à soupe de Kaolin, 2 cuillères à soupe de sauge hachée et 2 cuillères à soupe de thym. Mélangez le kaolin avec 1 cuillère à soupe de sauge hachée et 1 cuillère à soupe de thym. À côté, portez à ébullition dans une casserole contenant très peu d'eau 1 cuillère à soupe de sauge hachée et 1 cuillère à soupe de thym. Laissez infuser pendant 5 minutes puis ajoutez-y le kaolin mélangé. Appliquez cette mixture sur votre visage et faites pénétrer le produit en effectuant des massages circulaires. Laissez agit pendant 20 minutes avant de rincer à l'eau tiède.

UN MASQUE A L'ARGILE ANTI PEAU GRASSE

L'argile verte peut faire des miracles sur les peaux grasses. En l'utilisant chaque semaine en masque, l'argile verte aidera à réguler l'excès de sébum et à chasser toutes les impuretés.

Prenez un peu d'argile verte et mélangez-la avec de l'eau froide jusqu'à obtenir une pâte bien homogène. Appliquez cette pâte sur l'ensemble de votre visage en évitant les contours de la bouche et des yeux. Laissez agir pendant 10 minutes avant de rincer à l'eau claire. Ce masque peut aussi être utilisé par celles ayant la peau mixte, en veillant à l'appliquer sur la zone T, c'est-à-dire le front, le nez et le menton.

EN FINIR AVEC LES PORES DILATÉS

Pour resserrer les pores dilatés et avoir une peau toujours nette et fraîche, suivez cette petite recette rapide et surtout très efficace.

Dans un récipient, mélangez le jus d'un citron, 1 cuillère à soupe de poudre d'amandes et 1 cuillère à soupe d'huile de jojoba. Massez délicatement votre peau avec cette mixture en formant de petits cercles. Rincez abondamment à l'eau claire.

UN SAUNA NETTOYANT ET PURIFIANT

Rien ne vaut un bain de vapeur pour nettoyer sa peau. Oui, mais pas n'importe quel bain de vapeur. Celui-ci est à base de citron et d'huiles essentielles pour nettoyer et purifier votre peau en profondeur.

Dans une casserole, portez à ébullition ½ litre d'eau. Retirez la casserole du feu et ajoutez-y 1 goutte d'huile essentielle de citron, 1 goutte d'huile essentielle de cyprès et 1 goutte d'huile essentielle de géranium. Les huiles essentielles doivent être diluées dans une cuillère à soupe d'huile végétale avant leur utilisation. Couvrez votre tête d'une serviette et penchez-vous au-dessus de la casserole. Les vapeurs qui se dégageront vont assainir naturellement votre peau. Gardez la position pendant au moins 10 minutes avant de vous sécher.

LES PEAUX MIXTES

Une peau mixte apparaît brillante au niveau de la zone T, c'est-à-dire dans la zone du front, du menton et des ailes du nez. En dehors de cette zone, la peau de votre visage est sèche et a tendance à tirailler. Il faut à ces peaux mixtes des ingrédients qui soient à la fois doux et équilibrants, comme les huiles d'amande douce ou de jojoba et les huiles essentielles de lavande, d'eau florale de rose ou d'hamamélis.

Pour confectionner vos masques et vos gommages, privilégiez l'argile verte (appelée aussi rhassoul), le yaourt, le miel, les purées de pommes, de fraises ou d'avocats.

UN MASQUE A LA BANANE ET A LA POMME DE TERRE

Pour éliminer les impuretés de la peau, rien ne vaut qu'un masque à la banane. En effet, ce masque va purifier votre peau du visage en profondeur tout en respectant les zones sensibles. Voici la recette pour fabriquer ce fameux masque à la banane et à la pomme de terre.

Pelez une pomme de terre et faites la cuire. Dans un mixeur, mettez la pomme de terre cuite et une banane pelée. Mixez le tout. Une fois que la mixture est refroidie, appliquez-la sur votre visage en évitant les contours des yeux pendant 15 minutes avant de rincer à l'eau claire.

UN GOMMAGE MAISON

Ne cherchez plus le gommage efficace qui va chasser toutes les petites imperfections de la peau du visage. Utilisez ce petit gommage maison et surtout magique.

Dans 1 litre d'eau, diluez 5 cuillères à soupe de bicarbonate de soude jusqu'à obtention d'une pâte homogène. Appliquez cette pâte sur votre visage et massez délicatement en formant des cercles concentriques. Rincez à l'eau claire et finissez le soin par une crème hydratante, naturelle bien entendu.

UN MASQUE À L'ARGILE

Pour retrouver une peau saine et sans imperfection, rien ne vaut qu'un masque à l'argile.

Dans un récipient, diluez 2 cuillères à soupe d'argile avec 2 cuillères à soupe de vinaigre de cidre. Remuez jusqu'à obtenir une pâte onctueuse. À l'aide d'un pinceau, appliquez généreusement cette pâte sur votre visage et laissez agir pendant 10 minutes. Rincez-vous une fois à l'eau chaude et 1 fois à l'eau froide pour resserrer les pores.

UNE CRÈME HYDRATANTE DE NUIT

Pour garder une peau soyeuse, il est indispensable de l'hydrater et de la nourrir. Cette crème de nuit sera parfaite pour hydrater en profondeur votre peau et l'aider à garder toute sa douceur.

Dans un récipient, versez 4 cuillères à soupe de vinaigre de cidre, 4 cuillères à soupe d'eau distillée, 8 cuillères à soupe d'huile d'olive et un peu de farine. Mélangez énergiquement le tout jusqu'à l'obtention d'une pâte onctueuse et homogène. Voilà, votre crème de nuit est prête et se conserve 10 jours dans votre réfrigérateur.

UN LAIT DE TOILETTE NATUREL

Voici une recette ancestrale d'un lait de toilette maison qui va nettoyer et hydrater en douceur les peaux mixtes et laisser une agréable sensation de fraîcheur.

Épluchez un kaki et lavez une fraise. Dans un mixeur, mélangez 2 cuillères à soupe de pulpe de kaki, 2 cuillères à soupe de pulpe de fraises et 2 cuillères à soupe de lait entier. Appliquez sur votre visage cette délicieuse mixture en massant légèrement puis retirez l'excédent à l'aide d'un mouchoir en papier. Vous pouvez conserver ce lait 2 jours maximum au réfrigérateur.

UN MASQUE PURIFIANT

Les peaux mixtes ont besoin d'un masque purifiant et désincrustant pour nettoyer en profondeurs les zones grasses et apaiser les zones sèches. Confectionnez vous-même votre propre masque désincrustant grâce à cette petite recette très facile à réaliser.

Dans un récipient, mélangez 2 cuillères à soupe de flocon d'avoine, 1 cuillère à café de miel et 1 cuillère à café de poudre d'amandes. Une fois que le tout est bien mélangé, ajoutez-y 2 cuillères à soupe de vinaigre de cidre tout en continuant à remuer. Appliquez cette mixture sur votre visage préalablement mouillé à l'aide d'un gant de toilette chaud. Laissez sécher et retirez le masque avec de l'eau chaude.

UNE SOLUTION ASTRINGENTE POUR LA ZONE T

Les peaux mixtes présentent des zones sèches et des zones grasses. Au niveau des zones grasses, qui se trouvent souvent dans la zone T du visage, il n'est pas rare de voir proliférer des boutons ou des points noirs. La peau est plus brillante à ce niveau et il convient de la traiter individuellement. Voici une petite lotion qui vous aidera à réguler les zones grasses de votre visage.

Lavez deux bottes de cresson et faites les bouillir dans une casserole contenant peu d'eau. Ensuite, mixez le tout et laissez la préparation refroidir. Vous obtiendrez une solution astringente que vous pourrez appliquer, matin et soir, à l'aide d'un coton et sans frotter, sur la zone T de votre visage.

ÉLIMINER LES POINTS NOIRS

La méthode la plus radicale pour éliminer les points consistent à les pincer pour les faire sortir. Mais pour que cela fonctionne bien, il faut veiller, avant tout à dilater les pores. Ainsi, cette corvée sera plus simple et moins douloureuse. Voici une astuce qui va dilater vos pores et rendre la séance d'élimination des points noirs plus rapides.

Dans une casserole, faites bouillir de l'eau claire. Versez-la dans un saladier tout en restant penchée au-dessus, la tête couverte par une serviette. La vapeur et la chaleur vont dilater les pores et vous pouvez vous attaquer aux points noirs. Veillez à utiliser, pour cela, un mouchoir en papier.

LES PEAUX SENSIBLES

Votre peau est sensible si elle réagit à la moindre agression, comme le froid, le soleil, le vent, le stress, la barbe de votre conjoint... en rougissant. Les peaux sensibles ont besoin des produits calmants et on oublie les produits agressifs qui risqueraient d'envenimer le problème.

Les huiles végétales de jojoba, d'abricot ou d'amande douce associées à des huiles essentielles de lavande ou de camomille font des miracles sur ce type de peau. Et pour la nettoyer, privilégiez des eaux florales d'hamamélis ou de camomille.

Les autres ingrédients, comme le citron, le yaourt ou encore le miel, sont à bannir, car ils risqueraient de provoquer des allergies et des irritations.

UN LAIT APAISANT MAISON

Les peaux sensibles ont tendance à s'irriter facilement avec l'utilisation de crèmes industrielles. Voici une petite recette de grand-mères qui permettra de la soulager rapidement grâce à un lait apaisant à faire chez soi.

Dans une petite casserole, portez à ébullition une poignée d'amandes émondées dans 25 cl d'eau. Une fois l'ébullition atteinte, retirez la casserole du feu et jetez-y 2 feuilles de laitue. Passez cette mixture au mixeur jusqu'à obtenir un liquide laiteux. Ce lait peut être utilisé matin et soir pour nettoyer la peau fragile de votre visage.

DES TISANES POUR APAISER LES PEAUX SENSIBLES

Votre peau est fine et facilement irritable. Ce type de peau apprécie particulièrement les plantes ou les herbes aromatiques hydratantes, comme la rose, la fleur d'oranger, le fenouil ou la camomille. Pour cela, il suffit de se préparer des infusions qui vont délicieusement apaiser les peaux sensibles.

Rien n'est plus facile que de préparer une tisane naturelle. Pour cela, il suffit de laisser infuser la plante séchée dans de l'eau bouillante pendant au moins 10 minutes. Comptez environ une cuillère à café de plantes séchées pour 220 ml d'eau. Cette tisane peut se conserver au moins 5 jours au réfrigérateur. Tous les matins, utilisez-la comme lotion apaisante pour votre peau fragile en imbibant du coton avec que vous tapoterez sur votre visage.

UN MASQUE NOURRISSANT A L'ABRICOT

L'abricot est un fruit riche en vitamine A qui va nourrir les peaux sensibles en profondeur sans les irriter. Profitez de la belle saison pour vous confectionner votre masque de beauté à l'abricot, avec des fruits frais et sans ingrédients chimiques.

Pelez 2 abricots frais et écrasez-les. Mélangez-y 1 petite cuillère d'huile d'avocat. Vous obtiendrez une pâte homogène que vous appliquerez comme un masque sur votre visage, en évitant le contour des yeux et de la bouche. Laissez reposer pendant 15 minutes. Pour qu'un masque soit efficace, il est indispensable de rester immobile lors de sa pose. Il faut veiller à ne pas tirer les traits du visage. Après ce temps de repos, rincez-vous à l'eau tiède.

DE L'EAU THERMALE POUR CALMER LES ROUGEURS

Les gommages et les crèmes exfoliantes ne sont pas indiqués aux peaux sensibles qui souffrent de tiraillements et de rougeurs. Optez pour une toilette avec du savon surgras et préférez le lait à l'eau calcaire. Mais il y a une astuce qui fonctionne particulièrement bien sur les peaux sèches et qui aide à soulager les rougeurs.

En fin de toilette, pulvériser sur votre visage une eau thermale. Celle-ci va apaiser les rougeurs et fera office de base hydratante.

UNE TISANE POUR ASSOUPLIR LA PEAU

La nervosité ou le stress tirent les traits du visage. Et lorsque l'on a la peau sensible, on ne peut utiliser n'importe quel produit pour détendre et assouplir sa peau. L'eau de fleurs d'oranger est réputée pour ses pouvoirs calmants et hydratants. Voici une recette pour vous préparer une tisane maison à appliquer sur votre visage.

Dans une tasse contenant de l'eau minérale bouillante, laissez infuser pendant 20 minutes une cuillère à soupe de fleurs d'oranger. Filtrez la potion et appliquez-la matin et soir à l'aide d'un coton sur votre visage. Cela va assouplir et détendre les traits de votre visage.

ATTÉNUER LES MARQUES DE COUPEROSE

La couperose est une maladie de la peau qui est observée avec la rosacée et qui touche particulièrement les peaux sensibles. Il s'agit d'un état de rougeur permanent se localisant préférentiellement au niveau du nez, des joues, du front et du menton. Parfois, de petits vaisseaux sanguins peuvent être visibles à l'œil nu. Ces petites striures et ces rougeurs sont difficiles à masquer. Voici une petite recette d'un masque maison qui peut vous y aider. Attention toutefois, avant toute utilisation, il est préférable de demander l'avis de son dermatologue surtout si vous prenez déjà un traitement pour la couperose.

Dans un récipient, mélangez 6 gouttes d'huile essentielle de géranium, 6 gouttes d'huile essentielle de cyprès et 10 cl d'huile végétale de calophylle. Massez-vous avec cette lotion 2 fois par jour.

UN MASQUE APAISANT

Les peaux fragiles souffrent souvent d'irritations. Elles tiraillent et deviennent rouges. Il convient alors de les apaiser tout en douceur. Voici un masque qui soulagera les peaux irritées.

Dans un bol, mélangez 2 cuillères à soupe d'eau minérale, 1 cuillère à soupe de vinaigre de cidre et 4 cuillères à soupe de farine d'avoine jusqu'à obtenir un mélange épais et homogène. Appliquez ce mélange sur votre visage et laissez sécher avant de le retirer à l'aide d'eau vinaigrée.

LES PEAUX NORMALES

Vous avez une peau normale si vous n'avez aucun des signes expliqués plus haut. Vous êtes alors une veinarde et vous pouvez appliquer tous types d'ingrédients sur votre peau pour la sublimer. Et avec votre type de peau, vous devez faire des envieuses parmi vos amies.

Mais attention, ce n'est pas parce que vous avez une peau normale qu'il faut pour autant la négliger. Les peaux normales ont besoin autant de soins que les autres types de peau !

UN MASQUE REVIGORANT

Ce masque de beauté peut être utilisé sur tous les types de peau. Il est revigorant et laissera sur une votre peau une agréable sensation de fraîcheur. Votre peau n'aura jamais été aussi nette et douce.

Dans un récipient, mélangez 5 gouttes d'huile essentielle d'orange avec un peu d'argile douce. Vous obtiendrez une pâte qu'il suffira de laisser poser sur votre visage pendant 10 minutes, avant de rincer à l'eau claire. Résultat garanti !

STOP AUX BOUTONS

Le stress, un dérèglement hormonal, une alimentation riche en graisse… peuvent provoquer l'apparition de boutons. Et voilà que vous pouvez aisément concurrencer votre adolescent. Voici une petite recette de grand-mères qui vous permettra de faire disparaître en douceur ces boutons disgracieux tout en douceur grâce à la lavande, à la crème fraîche et à l'huile d'olive.

Dans un bol, mélangez une poignée de fleurs de lavande fraîches, un peu de crème fraîche et 2 cuillères à soupe d'huile d'olive. Utilisez cette mixture comme un masque que vous laisserez poser sur votre visage pendant une vingtaine de minutes avant de rincer à l'eau claire.

UNE CRÈME DE NUIT

Même les peaux normales ont besoin d'une crème hydratante de nuit. Voici une petite recette d'une crème de nuit à base de produits naturels, à réaliser soi-même et surtout économique.

Mixez un abricot avec le jus d'un citron. Faites chauffer le tout au bain-marie à feux doux et ajoutez-y 3 cuillères à soupe de beurre de karité. Mélangez le tout jusqu'à l'obtention d'une crème homogène. Prenez un pot hermétique et transvasez votre crème à l'intérieur. Gardez cette crème de nuit au réfrigérateur et appliquez-en tous les soirs une petite noisette sur votre visage.

TONIFIER SA PEAU

La peau de votre visage a besoin, tout comme vous, de se réveiller en douceur et d'être tonifiée pour affronter les agressions extérieures. Voici une petite recette maison d'une lotion qui, en plus de tonifier la peau de votre visage, va la purifier tout en douceur.

Dans une casserole, portez à ébullition 10 cl d'eau de rose (dans le livre I je donne la recette pour confectionner vous-même de l'eau de rose). Retirez la casserole du feu et ajoutez-y les zestes d'un citron coupés en lamelles ainsi que son jus. Couvrez le tout et laissez reposer pendant 24 heures. Le lendemain, filtrez cette mixture et transvasez le tout dans une fiole hermétique. Tous les matins, passez cette lotion sur votre visage à l'aide d'un coton, en évitant le contour des yeux.

NOURRIR SA PEAU

Ce n'est pas parce que vous avez une peau normale qu'il ne faut pas en prendre soin. Voici une recette d'une crème nourrissante qui vous permettra de garder votre peau en pleine santé.

Au bain-marie et à feu doux, faites ramollir 2 cuillères à soupe de beurre de karité jusqu'à ce qu'il prenne une texture crémeuse. Retirez-le alors du feu et ajoutez-y 2 cuillères à soupe de crème d'amande, le jus d'un citron et 4 gouttes d'huile essentielle de citron. Mélangez énergiquement le tout jusqu'à obtenir une pâte bien lisse. Vous pouvez appliquer tous les soirs cette crème nourrissante sur votre visage, votre décolleté ou votre cou.

UN GOMMAGE AU SUCRE

La peau de votre visage a besoin d'un gommage toutes les semaines pour la purifier et lui enlever toutes les peaux mortes qui l'étouffent. Pour cela, rien ne sert de vous ruiner en achetant un gommage dans une parfumerie alors que ma petite recette est tout aussi efficace et surtout plus naturelle.

Dans un récipient, mélangez 1 tasse de sucre en poudre avec 1 tasse de jus de citron. Étalez cette mixture sur votre visage et massez-vous légèrement en effectuant des mouvements circulaires. Terminez le soin en vous rinçant à l'eau claire et admirez le résultat. Votre peau est débarrassée de toutes les impuretés.

UNE CRÈME RÉGÉNÉRATRICE

Avoir une peau normale ne signifie pas que votre peau ne subit pas les agressions extérieures. Il faut alors en prendre soin. Voici une recette d'une crème régénératrice maison qui utilise les vertus astringentes du citron pour aider votre peau à se régénérer toute en douceur.

Dans un récipient, mélangez 10 gouttes de jus de citron, 10 gouttes d'huile essentielle de patchouli et 10 gouttes d'huile essentielle de rose. Une fois bien mélangée, ajoutez à cette mixture 5 cuillères à soupe d'huile d'amande douce. Votre soin est prêt. Vous pouvez l'utiliser sur la peau de votre visage à l'aide d'un coton, en tapotant légèrement, pour bien faire pénétrer le produit. Attendez 15 minutes et rincez-vous à l'eau tiède. La peau de votre visage retrouve toute sa douceur.

UN PEELING MAISON

Éliminez en douceur les peaux mortes grâce à un peeling 100% naturel à base d'huiles essentielles, de son d'amande et d'eau de rose.

Dans un récipient, mélangez 3 cuillères à soupe de son d'amande avec de l'eau de rose jusqu'à obtenir une pâte homogène. Ajoutez 1 goutte d'huile essentielle de mandarine, 1 goutte d'huile essentielle de lavande et 1 goutte d'huile essentielle de géranium. Appliquez cette mixture sur votre visage en évitant le contour des yeux, laissez-la agir pendant 10 minutes et rincez-vous en faisant des mouvements circulaires sur votre peau.

UN MASQUE HYDRATANT A L'ŒUF

Nos grand-mères n'avaient pas à disposition les produits des grands fabricants de cosmétiques pour se rendre belles. Et pourtant, elles savaient prendre soin d'elles. Elles confectionnaient des masques de beauté avec des produits naturels, comme ce masque hydratant à l'œuf et au miel.

Dans un récipient, mélangez 1 jaune d'œuf, 1 cuillère à café de miel et 1 cuillère à soupe de lait. Remuez et appliquez cette lotion nourrissante et hydratante sur votre visage pendant au moins 10 bonnes minutes avant de rincer à l'eau claire.

UN TONIQUE AU CONCOMBRE

Il est important de tonifier sa peau tous les matins, dès le réveil. Ainsi, elle sera toujours belle et fraîche. Voici une petite recette d'une lotion tonifiante maison à base de concombre, très rapide et facile à fabriquer.

Râpez un concombre. Dans une casserole remplie d'eau de source, jetez-y le concombre râpé. Laissez frémir pendant 30 minutes à feu doux. Filtrez le mélange. Votre tonique, une fois refroidi, est prêt à être utilisé. Vous pouvez le verser dans une bouteille en verre, de préférence un vaporisateur, et l'utiliser tous les matins à l'aide d'un coton.

UN TONIQUE MAISON

Il est important de bien nettoyer sa peau tous les jours afin d'éliminer toutes les imperfections. Ainsi vous aurez toujours une peau bien nette, qui respire la santé. Pour cela, il suffit de se concocter un petit tonique maison, très facile à réaliser et surtout très efficace.

Dans une fiole contenant 20 cl d'eau minérale, diluez 5 gouttes d'huile essentielle de lavande, 1 cuillère à soupe d'huile d'argan et le jus d'un citron. Tous les matins, appliquez ce tonique sur votre visage en évitant le contour des yeux. Veillez à bien secouer le flacon avant chaque utilisation. Ce tonique peut se garder pendant plusieurs jours au réfrigérateur.

UN TONIQUE AU RIZ

Lorsque vous cuisinez du riz, ne jetez plus l'eau de cuisson, mais utilisez-la pour tonifier votre peau. En effet, l'amidon contenu dans l'eau de cuisson est un excellent tonique qui affine le grain de peau.

Il suffit de recueillir l'eau de cuisson du riz et de la laisser refroidir. Ensuite, vous pouvez l'utiliser à l'aide d'un coton sur votre peau. L'eau de cuisson du riz est aussi très utile pour adoucir et les lisser les cheveux. Là, elle s'utilise avant le shampoing.

UNE LOTION PURIFIANTE CITRONNÉE

Cette petite recette de lotion citronnée va vous aider à prendre soin de votre peau au quotidien. À faire en cure d'une semaine.

Faites infuser dans de l'eau chaude 2 fleurs de souci fraîches avec 1 cuillère à soupe de thym pendant une vingtaine de minutes. Filtrez le tout et ajoutez le jus d'un citron. Votre lotion purifiante est prête. Utilisez-la matin et soir pendant une semaine sur votre visage et votre décolleté.

PRÉVENIR L'APPARITION DES POINTS NOIRS

La fatigue, le stress, la pollution… sont autant de facteurs qui vont agresser votre peau et permettre la dilation des pores ce qui va entraîner l'apparition de points noirs et de boutons. Voici une solution pour resserrer les pores et chasser les points noirs.

Prenez 1 litre de vinaigre de rosat et diluez-le avec 8 cuillères à soupe d'eau minérale. Nettoyez votre peau avec cette préparation tous les matins et tous les soirs.

POUR UNE PEAU EN PLEINE SANTÉ

Voici la recette d'un masque de beauté au persil qui redonnera de l'éclat à votre peau.

Hachez menu une petite poignée de persil et mélangez-le avec 3 cuillères à soupe de fromage blanc sans sucre. Appliquez la mixture obtenue sur l'ensemble de votre visage pendant une bonne trentaine de minutes avant de rincer à l'eau claire.

RECYCLER LE CONCOMBRE

Vous avez un concombre flétri qui traine dans le bac à légumes de votre réfrigérateur. Au lieu de le jeter, recyclez-le !

Prenez votre concombre flétri et tout mou. Lavez-le et coupez-le en rondelles épaisses. Il n'est pas utile de le peler. Laisser poser les rondelles sur votre visage. Votre peau va adorer et votre teint va s'éclairer.

LES PEAUX MATURES

Que l'on ait la peau sèche, grasse ou mixte, au fil du temps et avec l'âge, votre peau change. Des rides, des ridules et des taches brunes apparaissent. Elles sont plus ou moins marquées. Et pour couronner le tout, la peau perd de son élasticité et de sa fermeté. C'est un processus de vieillissement normal, mais qui peut être ralenti.

Pour cela, il suffit d'offrir à sa peau des soins sur mesure, riches en actifs nourrissants, réparateurs et régénérants. L'huile d'argan, par exemple, est une alliée précieuse pour votre peau mature, elle est riche en antioxydants et aide à lutter contre le vieillissement cellulaire. Elle régénère la peau qui paraît plus jeune et plus éclatante. On peut l'utiliser tous les jours, en massages légers sur le visage. Et pour booster son efficacité, on peut y ajouter des huiles essentielles aux vertus antirides, comme le bois de rose par exemple.

Il faut savoir qu'une peau mature est une peau qui a tendance à s'assécher qui a besoin d'être nourri en profondeur. Des masques à base de produits hautement nutritifs seront essentiels afin qu'elle garde tout son éclat et sa jeunesse.

Buvez régulièrement de la tisane au tilleul qui aide à combattre l'apparition des rides et changez régulièrement de soin afin de ne pas habituer votre peau et de ne pas la priver des vertus de chaque plante, produit et légume.

UN MASQUE NOURRISANT

Au fil du temps, la peau de votre visage a tendance à s'assécher, même si au départ elle était plutôt grasse. Il est, alors, important de la nourrir intensément pour qu'elle garde sa fermeté et son éclat d'avant. Voici comment fabriquer un masque super nourrissant à la banane.

Prenez la chair d'une banane bien mûre et écrasez-la. Mélangez cette chair écrasée avec une cuillère à café d'huile d'amande douce. Vous obtiendrez une pâte homogène que vous appliquerez sur la peau de votre visage. Laissez agir pendant 20 minutes, avant de rincer à l'eau tiède ou avec un peu de lait. Séchez votre peau en tapotant légèrement avec une serviette propre.

LISSER SA PEAU

Voici une petite astuce maison qui vous permettra de raffermir l'épiderme et de lisser durablement votre peau, très facile à réaliser et surtout peu coûteuse.

Dans un récipient contenant 125 ml d'huile d'amande douce, diluez 8 gouttes d'huile essentielle de mandarine. Avec cette préparation, massez-vous régulièrement le visage, au moins 4 fois dans la semaine pour un résultat optimal.

UN ANTIRIDE NATUREL

Nos grand-mères utilisaient souvent des fruits pour se confectionner des produits de beauté. Parmi ces fruits, il y en a un qui est un très bon antiride. C'est la banane. Rien de mieux qu'un masque à la banane pour gommer ces vilaines rides qui nous gâchent la vie.

Écrasez une banane en purée jusqu'à obtenir une crème. Étalez sur votre visage cette crème en prenant soin d'insister sur les zones les plus ridées. Laissez agir pendant 20 minutes avant de rincer à l'eau tiède puis à l'eau froide.

UN MASQUE ANTIRIDE À LA PAPAYE

Avec la banane, la papaye est aussi un fruit qui aide à estomper les rides. Voici une petite recette d'un masque à la papaye, facile à réaliser et surtout moins coûteux que toutes les crèmes antirides que l'on trouve dans le commerce.

Prenez une papaye, lavez-la et épluchez-la. Prenez un peu de sa pulpe et écrasez-la avec une petite poignée de flocons d'avoine préalablement broyés. Les flocons d'avoine apporteront un petit effet gommant au soin. Appliquez cette mixture sur votre visage et laissez agir pendant une dizaine de minutes avant de la retirer avec un gant de toilette humide.

UNE HUILE ANTIRIDE

Pour éviter les apparitions des signes du vieillissement cutané, vous vous ruinez en crèmes antirides coûteuses qui ne fonctionnent pas toujours. Voici une petite recette qui nous vient de nos grand-mères et qui a fait ses preuves.

Prenez un flacon hermétique et mélangez 3 goutes d'huiles d'essentielles de citron, de lavande, de géranium et de palmarosa. Ajoutez-y 10 cl d'huile végétale de bourrache. Sur une peau préalablement nettoyée, étalez une petite quantité de cette lotion sur votre visage en évitant le contour des yeux. Faites bien pénétrer le produit à l'aide de massages légers et retirez l'excédent de produits avec un mouchoir.

UN ANTIRIDE À LA VITAMINE C

Les peaux vieillissantes ont tendance à se relâcher. Pour lutter efficacement contre ce relâchement cutané, voici une recette d'un antiride à base de citron. En effet, le citron est fortement concentré en vitamine C qui aide à prévenir et à ralentir le relâchement de la peau.

Dans une casserole, faites chauffer la même quantité de crème fraîche et de lait. Ajoutez-y 2 rondelles de citron. Couvrez le tout et laissez refroidir pendant 3 heures. Vous obtiendrez une mixture délicieusement parfumée que vous appliquerez sur votre visage, en évitant le contour des yeux. Laissez agir pendant 30 minutes. Retirez l'excédent de crème à l'aide d'un gant mouillé. Ce soin peut être fait matin et soir pour plus d'efficacité.

UNE TECHNIQUE ANTIRIDE POUR LE COU

Il n'y a pas que la peau du visage qui vieillit. La peau du cou subit le même vieillissement et l'on a tendance à l'oublier. Pour tonifier les muscles du cou et prévenir le relâchement cutané de la zone, voici une petite astuce à faire sans aucune modération.

Prononcez des « O » et des « X » avec insistances tous les matins devant votre miroir. Prenez le temps de bien ouvrir la bouche pour prononcer ces lettres et alternez-les à raison d'une série de 10 pour chaque lettre. Répétez au moins 3 fois chaque lettre. C'est économique et terriblement efficace.

UN MASSAGE ANTIRIDE

Rien ne vaut qu'un bon automassage pour lutter efficacement contre les rides et les ridules. À faire tous les jours pendant au moins 5 minutes.

Pianotez l'ensemble de votre visage avec le bout de vos doigts pendant au moins deux minutes. Ensuite, placez les paumes de vos à plat sur les joues et tirez plusieurs fois vers l'extérieur. Ensuite, effectuez de petits mouvements circulaires de l'intérieur vers l'extérieur au niveau des tempes, du front et des mâchoires. Finissez le massage par un étirement délicat de la peau du coin externe de l'œil vers la tempe.

DE L'EAU DE ROSE POUR EFFACER LES TRACES DU TEMPS

L'eau de rose est connue pour ses nombreuses vertus. Elle tonifie la peau, efface les marques de fatigue et assainit l'épiderme. Mais pas seulement, puisqu'elle est aussi un excellent antiride naturel. Bien sûr, on la trouve facilement dans le commerce, à différents tarifs. Réalisez des économies en la confectionnant vous-même.

Pour cela, il suffit de faire bouillir 4 pétales de rose séchées dans 50 cl d'eau minérale. Laissez infuser pendant 30 minutes avant de filtrer le tout. Voilà, c'est fini, votre eau de rose est prête à être utilisée. Vous pouvez la conserver dans un flacon en verre. Et pour l'utiliser c'est encore plus simple : imbibez un coton de cette eau si précieuse et tamponnez délicatement votre visage avec.

UN MASQUE LIFTANT AU RAISIN

Le raisin est un fruit surprenant. Il donne le vin qui possède des propriétés antioxydantes non négligeables. Bien sûr, il ne faut pas en abuser, sinon l'effet inverse se produit. Le raisin utilisé en masque fait des miracles sur les peaux matures en les rendant plus fermes et plus lumineuses. Voici la recette pour se confectionner un masque liftant au raisin.

Lavez soigneusement 4 gros grains de raisin. Ôtez les pépins et la peau puis écrasez la chair. Appliquez-la nature sur votre visage et laissez poser pendant 10 minutes avant de rincer à l'eau tiède.

UN MASQUE ANTI-ÂGE À LA CAROTTE

La carotte est riche en carotène, une substance antioxydante dont le rôle est de lutter contre l'agression des radicaux libres se formant lors du vieillissement des cellules. On dit de la carotte qu'elle rend aimable, mais elle est surtout bonne pour le teint et utilisée en masque, elle est un puissant remède anti-âge.

Pelez une carotte et passez-la au mixeur. Ajoutez-y une cuillère à soupe d'huile d'amande douce et remuez. Appliquez cette mixture sur votre visage et laissez agir pendant 10 minutes avant de rincer à l'eau claire. Vous verrez, ce masque gorgé de vitamines va vous étonner !

UN MASQUE ANTIRIDE AU MIEL

Le masque au miel est aussi un des remèdes préférés de nos grand-mères pour lutter contre les rides. En effet, le miel permet de redonner de la tonicité aux peaux relâchées. Préparez votre masque au miel en suivant cette recette très facile à réaliser.

Mélangez 3 cuillères à soupe de miel et quelques gouttes de jus de citron. Laissez poser pendant une dizaine de minutes avant de rincer à l'eau claire. C'est simple, mais terriblement efficace !

UNE HUILE DE MASSAGE ANTI-VIEILLISSEMENT

Lorsque l'on vieillit, il n'y a pas que la peau du visage qui se détend. La peau de votre corps devient aussi moins ferme et pend. Pour retarder ce phénomène, rien ne vaut que des bons massages à l'huile de bourrache. En effet, cette dernière est réputée pour raffermir la peau.

Remplacez 1/10ème de votre huile d'amande douce par de l'huile de bourrache et effectuez des massages avec cette mixture sur la peau de votre corps. Insistez sur la peau des cuisses, des bras, du ventre et du cou. En plus, cette huile de massage est un soin excellent pour les ongles et les cheveux pour réparer les pointes cassantes.

UN MASQUE ANTIRIDE AU BLANC D'ŒUF

Voici encore une petite astuce qui nous vient de nos ancêtres pour lutter contre rides. Nos grand-mères utilisaient le blanc d'œuf pour resserrer les pores dilatés et donner un aspect plus lisse, tendu et tonique à la peau du visage.

Appliquez tel quel un blanc d'œuf sur votre visage. Si l'aspect vous rebute, vous pouvez le monter en neige avant de l'appliquer. Laissez agir pendant 20 minutes avant de rincer à l'eau claire. Attention, il faut retirer le masque avant qu'il ne tire ou sèche.

LUTTER CONTRE LES TACHES DE VIEILLESSE

Les taches de vieillesse sont des marques brunes qui apparaissent sur la peau, le plus souvent au niveau du visage ou des mains, et qui trahissent notre âge. Elles sont dues au vieillissement cutané. Le soleil accélère leur apparition. Voici une petite astuce pour les estomper au maximum.

Diluez dans une bouteille d'eau minérale du chlorure de sodium. Comptez 20 g de chlorure de sodium pour 1 litre d'eau. Buvez 1 grand verre de ce liquide tous les jours pendant 3 semaines. Stoppez la cure 1 semaine puis recommencez pendant 3 semaines.

UN ANTIRIDE AU KIWI

Profitez de la vitamine C du kiwi tout en luttant contre le vieillissement cutané grâce à cette petite recette d'un masque antiride 100% écologique.

Écrasez grossièrement un kiwi à l'aide d'une fourchette. Trempez un morceau de coton dans sa pulpe et appliquez-le sur les zones où il y a le plus de rides, c'est-à-dire le front, près des yeux et autour de la bouche.

LES PEAUX JEUNES

Ce n'est pas parce que l'on est jeune que l'on n'a pas de problèmes de peau. Bien au contraire, à l'adolescence, sous l'effet des hormones, les problèmes d'acné, de pores dilatés, de comédons, de points noirs… sont courants. On a alors tendance à purifier sa peau, mais cela la décape plus que ça ne la purifie au risque de l'irriter davantage.

Il est important de préparer des soins sur-mesure qui vont rééquilibrer tout en douceur votre peau, grâce à des ingrédients choisis avec soin, à la fois antiseptiques, doux et cicatrisants.

DE LA TOMATE CONTRE LES POINTS NOIRS

Pour se débarrasser des points noirs sur une peau jeune, il est inutile d'utiliser des produits astringents qui vont agresser la peau. Essayez plutôt le jus de tomate qui, doucement, va vous aider à faire disparaître ces points disgracieux sur votre visage.

Versez quelques gouttes de jus de tomate frais sur un coton ou une compresse et appliquez-en généreusement sur votre peau. Laissez poser pendant une petite demi-heure avant de rincer à l'eau claire. Pour plus d'efficacité, ce soin peut être renouvelé deux fois par semaine.

UN ANTISEPTIQUE MAISON

Les peaux jeunes ont besoin d'un antiseptique qui soit doux et efficace pour lutter contre les problèmes d'acné. L'huile essentielle de tea-tree est un excellent antiseptique pour ce type de peau. En effet, elle lutte efficacement contre les infections et accélère le processus de cicatrisation.

Pour cela, il suffit d'appliquer une goutte d'huile essentielle de tea-tree sur chaque bouton, en évitant ceux trop proches des yeux, et de laisser agir toute la nuit.

UNE HUILE DE SOIN ANTISEPTIQUE

On peut aussi utiliser l'huile essentielle de tea-tree pour se concocter une lotion antiseptique naturelle et qui fait des miracles sur l'acné.

Mélangez 200 ml d'huile de noisette, huile qui possède des vertus astringentes, à 10 gouttes d'huile essentielle de tea-tree. Appliquez cette huile tous les soirs sur votre visage à l'aide d'un coton.

UN MASQUE À L'ARGILE VERTE

UN MASQUE AU CONCOMBRE

L'argile verte absorbe tous les microbes et les impuretés, assainit et rééquilibre la peau. Alors, pourquoi s'en priver ?

Utilisez l'argile verte sous forme d'un masque que vous laisserez poser pendant une vingtaine de minutes sur la peau de votre visage. Vous pouvez remplacer l'argile verte par du rhassoul, argile originaire du Maroc, qui est réputée pour ses propriétés assainissantes, astringentes et adoucissantes.

Le concombre est un excellent allié pour les peaux jeunes. Il assainit et adoucit la peau. Vous pouvez en poser quelques rondelles sur votre peau ou fabriquer votre propre masque de beauté.

Pour cela, il suffit de mixer la chair d'un demi-concombre et de la mélanger avec une cuillère à soupe d'huile de noisette. Vous pouvez, éventuellement, ajouter 2 gouttes d'huile essentielle de tea-tree. Appliquez ce masque sur votre visage et laissez-le agir pendant 20 minutes avant de rincer.

UNE CURE CONTRE L'ACNÉ

L'acné est un vrai problème qui est rencontré par la majorité des adolescents. Pour s'en débarrasser et afficher une peau nette, rien ne vaut qu'une cure de chlorure de magnésium.

Buvez, chaque jour et pendant 3 semaines, 1 verre de chlorure de magnésium dilué dans de l'eau. Comptez 20 g de chlorure de magnésium pour 1 litre d'eau. Cette cure va permettre d'éliminer l'acné. Et vous pouvez la réitérer si le besoin s'en fait sentir quelques mois plus tard. Le chlorure de magnésium sera très utile, aussi, pour éliminer les cicatrices dues aux boutons, à l'acné ou aux coupures.

UNE NUIT POUR UNE PEAU NETTE

Ce n'est pas très agréable d'avoir son visage couvert de boutons et de points noirs. Voici une recette d'un masque à base de fraises à laisser reposer toute la nuit sur votre visage. C'est sûr, ce n'est pas agréable non plus de dormir avec la figure pleine de fraises, mais c'est très efficace pour faire disparaître les boutons et les points noirs.

Dans un bol, écrasez 3 grosses fraises lavées. Ajoutez 1 tasse de vinaigre de cidre et laissez reposer le tout pendant 2 heures. Retirez l'excédent de vinaigre et appliquez la mixture sur votre visage, le soir avant d'aller au lit, en évitant le contour des yeux. Le matin, rincez-vous à l'eau claire. Pensez à protéger votre taie d'oreiller qui peut vite devenir rouge !

UN MASQUE AU MIEL CONTRE L'ACNÉ

DE LA SALADE CONTRE LES BOUTONS

Le miel, utilisé en masque, peut aider à lutter contre les problèmes d'acné des peaux jeunes. Et réaliser vous-même un masque au miel est d'une simplicité surprenante.

Dans un bol, mélangez 2 cuillères à soupe de miel (préférez un miel bien fluide) avec une cuillère à soupe d'argile jusqu'à obtenir une pâte homogène. Appliquez cette pâte généreusement sur l'ensemble de votre visage et laissez poser pendant une vingtaine de minutes avant de rincer à l'eau claire.

La laitue peut s'avérer très utile pour chasser les boutons des peaux jeunes. En effet, la salade verte constitue un bon traitement pour l'acné sans agresser la peau.

Dans une casserole contenant de l'eau, faites bouillir 5 feuilles de laitue. L'eau de cuisson deviendra rapidement verte. C'est elle qui contient tous les actifs nécessaires pour lutter contre les boutons disgracieux. Appliquez-la matin et soir sur vos boutons et vous verrez qu'ils s'assècheront très rapidement.

POUR LE TEINT

Que l'on ait la peau grasse, sèche ou mixte, il arrive que notre teint soit brouillé et manque d'éclat. Voici quelques astuces et recettes de grand-mères pour lui redonner de la fraîcheur et de l'éclat.

UN TEINT QUI FAIT GRISE MINE

Votre teint est gris et vous n'avez pas bonne mine ? Ce qu'il vous faut c'est un soin qui va détoxifier votre peau. Voici une recette très simple qui va vous aider à retrouver un teint frais et léger en moins de 30 minutes.

Prenez quelques feuilles d'eucalyptus et mettez-les à bouillir dans l'eau pendant 10 minutes. Placez votre visage au-dessus de ce bol encore fumant et profitez de la vapeur. Ensuite, il suffira de se nettoyer la peau avec un coton imbibé par cette décoction pour retrouver un teint éclatant de santé.

UN MASQUE GOURMAND

Votre teint manque d'éclat, votre teint fait grise mine ? Une petite pause gourmande lui fera le plus grand bien. Voici une petite recette d'un masque à base de chocolat qui devrait lui redonner tout son éclat.

Dans un bol, mélangez la même quantité de chocolat en poudre et de beurre. Préférez le chocolat en poudre sans sucre. Malaxez le tout. Vous obtiendrez une pâte brune que vous appliquerez comme un masque sur votre visage. Laissez poser pendant une vingtaine de minutes avant de rincer.

UN MASQUE TONIFIANT

Pour tonifier la peau de votre visage et redonner de l'éclat à votre teint, voici une petite recette de grand-mères qui va vous permettre de fabriquer vous-même un masque ultra-tonifiant.

Dans un bol, mélangez 4 cuillères à soupe d'argile verte, 2 cuillères à soupe de raisin et 2 cuillères à soupe d'huile de germe de blé. Appliquez cette lotion en couche épaisse sur la peau de votre visage, en évitant les yeux et la bouche. Laissez poser pendant 15 minutes avant de rincer à l'eau claire.

UNE LOTION AU PERSIL

Votre teint est régulièrement brouillé et votre épiderme est terne. Voici une petite astuce pour retrouver un teint clair et éclatant très facilement et surtout rapidement.

Dans une casserole contenant 50 cl d'eau, plongez un bouquet de persil et faites bouillir le tout pendant 15 minutes. Filtrez cette solution et mettez-la dans un flacon hermétique. Tous les matins, il vous suffira de passer un peu de cette décoction sur votre visage pour retrouver rapidement un teint éclatant.

UN MASSAGE POUR UN TEINT ÉCLATANT

L'automassage est efficace pour lutter contre les rides ou la cellulite. Mais pas seulement, car il peut aussi redonner de l'éclat à votre teint. Voici comment réaliser cet automassage relaxant et efficace.

Versez un peu d'huile d'argan sur vos mains et commencez le massage par la base du cou avec le bout des doigts. Remontez vers le visage, des joues jusqu'aux tempes. Tirez les traits vers l'extérieur en effectuant des mouvements circulaires. Terminez le massage par un lissage du front en allant du centre vers l'extérieur, horizontalement et verticalement. Non seulement cet automassage est bon pour votre teint, mais il est aussi excellent pour prévenir les rides.

POUR LES MINES FATIGUÉES

Votre teint est terne et vous avez une mine fatiguée. Pas de panique, voici une petite recette à base de chocolat qui va vous aider à retrouver un teint éclatant de santé.

Avant de commencer le soin, il est nécessaire de bien nettoyer la peau de votre visage. Pour cela, placez votre tête au-dessus d'un bol de vapeur d'eau dans lequel ont été mises 2 gouttes d'huile essentielle de fleur d'oranger diluée dans une cuillère à café d'huile. Ensuite, faites fondre au bain-marie 6 carrés de chocolat noir à 80% de cacao. Une fois que le chocolat fondu aura tiédi, étalez-le sur votre visage et laissez-le agir pendant 5 minutes avant de rincer à l'eau claire. Pendant ce temps, profitez-en pour croquer dans un carré de chocolat !

REDONNER DE L'ÉCLAT A SON TEINT

Le chlorure de magnésium présente l'avantage de stimuler la régénération de l'épiderme et de lutter contre les teints ternes. Il aide à redonner de l'éclat aux teints ternes tout en prévenant l'apparition des signes de fatigue et de vieillissement cutané.

Dans un petit flacon contenant 20 cl d'eau minérale, versez 1 cuillère à café de Nigari en paillettes. Secouez-le tout énergiquement. Tous les jours, pulvérisez un peu de cette lotion sur votre visage. Les résultats seront visibles dès les premiers jours. De même, si votre teint est fatigué, vous pouvez utiliser un masque au Nigari. Il suffit de mélanger 20 g de Nigari en paillettes dans 1 litre d'eau minérale. Savonnez-vous le visage avec cette mixture et laissez agir pendant quelques minutes avant de rincer. L'effet est quasiment instantané.

UN MASQUE POUR LES TEINTS TERNES

Votre teint fait grise mine ? Pas de panique. Ce masque naturel va lui redonner toute sa vitalité et son éclat.

Dans un récipient, mélangez 1 goutte d'huile essentielle de citron, 1 goutte d'huile essentielle de palmarosa, 1 cuillère à soupe de miel et 1 yaourt nature. Appliquez ce mélange sur votre visage, en évitant soigneusement le contour des yeux, et laissez agir pendant 15 minutes avant de rincer à l'eau claire.

UN MASQUE RAPIDE POUR L'ÉCLAT DU TEINT

Votre teint paraît terne et brouillé. Vous n'avez pas le temps de vous préparer un masque naturel pour y remédier. Au lieu d'utiliser un masque vendu dans le commerce, préférez cette petite recette à base d'œufs facile et surtout rapide à faire.

Battez un jaune d'œuf mélangé avec 3 cuillères à soupe d'huile d'olive. Voilà, votre masque est prêt. Posez-le sur votre visage et laissez-le agir pendant 20 minutes. Votre teint aura fini de faire grise mine.

POUR LES HOMMES

Les femmes ne sont pas les seules à souffrir de problèmes de peau. Les hommes, sous l'effet des hormones mâles, ont des peaux plus grasses que celles des femmes et peuvent donc souffrir de points noirs ou de boutons. Par contre, la peau des hommes est moins sensible au vieillissement cutané. Ce qui est un précieux avantage pour eux, car les hommes sont moins marqués que les femmes par les signes du temps.

Les hommes peuvent utiliser tous les produits destinés aux peaux grasses. Mais ils ont aussi des besoins spécifiques. Par exemple, le rasage a tendance à abîmer la peau du visage. Pour cela vous pouvez leur concocter une lotion après-rasage maison pour apaiser le feu du rasoir.

UNE LOTION APRÈS-RASAGE MAISON

En se rasant, la peau du visage est irritée. Voici une petite recette à base de produits naturels pour lui concocter une lotion après-rasage qui l'aidera à apaiser le feu du rasoir.

Dans un récipient, mélangez 100 ml d'hydrolat de lavande, 3 cuillères à soupe de gel d'aloe vera et 10 gouttes d'extrait de pépins de pamplemousse qui va vont aider à la conservation, jusqu'à obtenir une texture homogène. Versez la lotion dans un récipient. Votre homme pourra l'utiliser après chaque rasage.

UN APRÈS-RASAGE QUI SENT BON L'HOMME

Certaines huiles essentielles ont des propriétés antiseptiques et astringentes, qui en plus présentent l'avantage de dégager un parfum qui plait énormément aux hommes. C'est le cas, par exemple, de l'huile essentielle de santal blanc ou de l'huile essentielle de vétiver.

Diluez 10 gouttes d'huile essentielle de santal blanc ou de vétiver dans 10 ml d'huile végétale d'avocat. Vous obtiendrez un après-rasage antiseptique qui sent bon l'homme. Attention, il faut veiller à en appliquer que quelques gouttes sur le visage !

ASTUCES POUR LA BEAUTÉ DE LA PEAU

Toutes les femmes rêvent d'avoir une belle peau, resplendissante de santé. Pour cela, il faut la dynamiser, la tonifier ou encore la préparer au froid ou au soleil. Voici quelques astuces qui vous permettront de garder la peau de votre visage et de votre corps en pleine santé facilement et cela, quel que soit votre type de peau.

LE MASSAGE QUI DYNAMISE

Tous les jours, la peau de votre visage doit être dynamisée, et cela dès le réveil, ce qui lui permettra d'affronter la journée avec beaucoup de plus de force. Voici comment faire un massage dynamisant dès le saut du lit, rapide et terriblement efficace.

Avant de vous lever du lit, articulez de grands A, O, I, U. Si l'envie vous prend de bailler, ne vous retenez pas. Ensuite, massez-vous le tour des paupières, des sourcils et des arêtes du nez avec le bout de vos doigts. Terminez le massage en étirant les lobes des oreilles vers l'arrière. Et voilà, votre peau est en pleine forme et peut attaquer sa journée !

POUR AVOIR LA PEAU DOUCE

Vous utilisez certainement des crèmes adoucissantes à appliquer après la douche ou le bain pour rendre votre peau soyeuse. Ces crèmes sont certes efficaces, mais elles sont surtout onéreuses. Voici une petite astuce qui va rendre la peau de votre corps soyeuse et douce, sans utiliser une crème chimique et en joignant l'utile à l'agréable.

Plongez quelques feuilles de tilleul, disons une petite poignée, dans de l'eau bouillante. Laissez infuser pendant 30 minutes, avant de filtrer l'eau. Versez la lotion obtenue dans l'eau de votre bain et plongez-y avec délectation. Le tilleul va adoucir votre peau et votre peau deviendra très soyeuse et douce.

PRÉPARER LA PEAU AU BRONZAGE

L'été, rien ne vaut qu'une bonne séance de bronzette à la plage ou la piscine pour se donner bonne mine. Avoir le teint hâlé est magnifique et fait penser aux vacances. Seulement, le soleil provoque le vieillissement prématuré de la peau. Donc, avant de s'exposer au soleil, pensez à préparer votre peau en la renforçant de l'intérieur. Et surtout, utilisez une crème solaire à fort indice UV.

Pelez deux ou trois carottes et passez-les à la centrifugeuse. Appliquez ce jus de carottes fraîchement pressé matin et soir à l'aide d'un coton doux. Et si l'odeur du jus de carottes vous déplait, troquez la carotte par des oranges pressées. C'est aussi très efficace pour préparer sa peau au bronzage.

TALONS ET COUDES

Les callosités sur les coudes ou les talons sont parfois difficiles à faire disparaître. Vous avez essayé des gommages ou des crèmes, mais vous n'avez pas réussi à les faire disparaître. Cela est inesthétique, surtout l'été où les pieds sont exposés au grand jour. Voici une petite astuce qui vous aidera à faire disparaître les callosités sur les talons ou les coudes facilement et surtout sans vous ruiner.

Pour cela, il suffit de frotter les callosités avec des feuilles de thé et cela chaque jour. Vous verrez qu'elles disparaîtront petit à petit. Les feuilles de thé contiennent des principes actifs naturels qui préviennent la formation de kératine.

UN BAIN DÉTOXIFIANT

Quel bonheur de se relaxer dans un bon bain d'eau chaude. Et pour nettoyer sa peau tout en douceur et éliminer les peaux mortes, voici une petite astuce qui vous permettra de joindre l'utile à l'agréable.

Dans l'eau de votre bain, ajoutez 8 gouttes d'huile essentielle de citron, 6 gouttes d'huile essentielle d'Atlas, 6 gouttes d'huile essentielle de genièvre et 6 gouttes d'huile essentielle de cyprès. Il est indispensable de diluer les huiles essentielles dans une cuillère à soupe d'huile d'olive avant de les mettre dans l'eau du bain. Ensuite, plongez-vous dans le bain et relaxez-vous pendant une dizaine de minutes. Prenez un gant de crin et frictionnez-vous avec. Cela va activer la circulation sanguine et augmenter l'effet des huiles essentielles. De plus, vous serez débarrassée des peaux mortes.

UN GOMMAGE MAISON

Un gommage permet de débarrasser votre peau de toutes les cellules et peaux mortes qui l'étouffent. Cela est utile pour garder une peau saine. Il est conseillé de réaliser un gommage corporel tous les mois. Oui, mais pas question d'utiliser n'importe quel produit vendu dans le commerce qui contient des produits chimiques. Voici une petite recette très simple à réaliser pour confectionner un gommage corporel naturel, bon pour votre peau et pour l'environnement.

Dans un récipient, battez un œuf jusqu'à obtenir une mousse. Ajoutez-y le jus d'un citron, 2 cuillères à soupe de crème fraîche et 4 cuillères à soupe de farine de pois chiches. Mélangez le tout à l'aide d'un fouet afin d'éliminer tous les grumeaux. Appliquez cette mixture sur votre corps mouillé et frottez-vous énergiquement avec. Rincez-vous et terminez ce soin par l'application d'une huile hydratante.

POUR LES PEAUX SENSIBLES

Pour limiter et atténuer les rougeurs d'une peau sensible qui marque et s'irrite facilement, rien ne vaut qu'un bain de chlorure de magnésium.

Pour cela, il suffit de verser dans votre bain d'eau chaude 4 cuillères à soupe de sel de la mer Morte. En effet, ce sel contient une grande quantité de chlorure de magnésium qui va apaiser votre peau irritée.

UN GOMMAGE EXPRESS

Voici un soin gommant qui peut être réalisé deux fois par semaine, à base de sucre roux et d'huile de macadamia pour éliminer tout en douceur les peaux mortes et retrouver en un clin d'œil une peau douce.

Dans un récipient, mélangez le jus d'un citron, 2 cuillères à soupe de sucre roux et 1 cuillère à café d'huile de macadamia. Mouillez votre corps et frottez-vous avec cette mixture en faisant de petits gestes circulaires. Rincez-vous. C'est fini, votre peau est débarrassée de toutes les impuretés.

DES BOUTONS SUR LES FESSES

Lorsque l'on porte un jean, qui certes flatte notre silhouette, il n'est pas rare de voir apparaître des boutons sur les fesses. Ces boutons sont essentiellement dus au frottement du jean contre la peau. Voici une petite recette à base de bicarbonate de soude pour retrouver une peau lisse et douce en un clin d'œil.

Dans un bol d'eau chaude, mélangez 4 cuillères à soupe de bicarbonate de soude. Ajoutez du gros sel afin de former une pâte homogène et granuleuse que vous appliquerez à l'endroit où sont apparus les boutons en frottant légèrement. Renouvelez ce soin 2 fois par semaine pour plus d'efficacité.

RETIRER L'AUTOBRONZANT EN EXCÈS

UN SOIN BRONZANT À LA CAROTTE

Certes, l'autobronzant donne un effet bonne mine naturel, à condition de savoir l'étaler uniformément et de savoir à l'avance sa teinte finale. Par contre, si des trainées orange apparaissent sur votre peau, cela n'est pas très joli à voir. Et il est inutile de se frotter avec un savon ou de réaliser des gommages de peau à répétition pour les faire disparaître. Par contre, suivre cette petite astuce peut vous aider à réparer les dégâts.

Appliquez sur la zone concernée une bonne couche de dentifrice à la menthe forte et laissez agir pendant 15 minutes avant de rincer. Vos taches auront disparu, mais à l'avenir soyez plus prudente ou utilisez l'astuce qui suit.

Vous rêvez d'avoir une bonne mine, bien bronzée, mais vous avez peur d'utiliser l'autobronzant au risque de mal le doser ou de mal l'étaler et de vous transformer en une véritable pastèque. Voici un soin autobronzant totalement naturel, qui ne vous fera pas ressembler à une pastèque !

Râpez une carotte très finement et mélangez-la avec un peu d'huile d'olive ou à quelques cuillères de yaourt nature (au choix). Appliquez cette mixture sur votre visage, en évitant le contour des yeux, votre cou et le décolleté. Laissez reposer pendant une bonne vingtaine de minutes avant de rincer à l'eau claire.

UN GOMMAGE COMME EN INSTITUT

Qui n'a jamais rêvé de se faire des soins dignes d'un institut chez soi et avec des produits naturels ? Maintenant c'est possible. Voici une recette d'un gommage naturel digne des meilleurs instituts.

Dans un récipient, mélangez une demi-tasse de sucre en poudre, un quart de tasse d'huile d'olive et 2 cuillères à soupe de miel (préférez un miel bien fluide). Votre gommage est prêt et vous pouvez l'utiliser sur la peau de votre corps. Et si vous voulez liquéfier un peu sa texture, vous pouvez rajouter votre gel douche habituel.

UN SOIN NATUREL ANTI-VERGETURES

Suite à une grossesse ou à une prise de poids rapide, des vergetures sont apparues. Dans le commerce, vous trouverez une multitude de crèmes dites anti-vergetures. Mais avant de vous ruiner, essayer cette petite recette d'une huile maison 100% naturelle.

Dans un récipient, mélangez 150 ml d'huile d'argan pure, 150 ml d'huile d'amande douce et 10 gouttes d'huile essentielle de rose. Utilisez cette huile en massages quotidiens en insistant sur les zones concernées matin et soir. Cette mixture aidera à éliminer les graisses et à limiter la formation de vergetures.

DE L'HUILE DE ROSE MUSQUÉE CONTRE LES VERGETURES

Voici une autre solution pour lutter efficacement contre les problèmes de vergetures.

Massez-vous quotidiennement avec de l'huile de rose musquée qui va atténuer progressivement les vergetures. Les résultats ne seront visibles qu'au bout de plusieurs semaines, donc il faut se montrer persévérant.

GOMMER LES CICATRICES

On a toutes des petites cicatrices sur la peau du visage ou du corps dues à l'acné ou à de petites coupures bénignes. Cela n'est pas très esthétique, surtout au niveau du visage. Voici une petite astuce qui va les atténuer.

Pour cela, il suffit de faire une cure de chlorure de magnésium pendant au moins 1 mois. Préparez votre solution de chlorure de magnésium en diluant 20 g de ce dernier dans 1 litre d'eau minérale. Buvez, chaque jour, un verre de cette solution.

PRÉVENIR LES VERGETURES

Le plus souvent, les vergetures apparaissent après un changement de poids brutal. Alors si vous envisagez d'entamer un régime, il est recommandé de prévenir leur apparition, car une fois qu'elles sont là on peut plus les faire disparaître, mais seulement les atténuer.

Dans un flacon, diluez 15 gouttes d'huile d'argan, 15 gouttes d'huile d'avocat, 10 gouttes d'huile essentielle de citron et 10 gouttes d'huile essentielle de lavande. Tous les jours, massez-vous énergiquement avec cette mixture en insistant sur le ventre, les cuisses et les seins.

Attention : cette lotion ne convient pas aux femmes enceintes ou qui allaitent.

CHASSER LES DURILLONS

Les beaux jours arrivent, mais vous n'osez pas sortir vos petites chaussures ouvertes de peur de montrer vos durillons. Là encore, j'ai la solution pour les chasser tout en douceur.

Trempez une tranche de pain de mie dans 15 cl de vinaigre de cidre. Découpez un morceau du pain de mie imbibé et collez-le sur le durillon à l'aide d'une gaze. Faites tenir le tout avec un sparadrap et laissez agir toute une nuit. Le lendemain, les callosités seront ramollies et donc plus faciles à éliminer à l'aide d'une petite brosse.

UN GOMMAGE HYDRATANT A L'HUILE DE COLZA

Voici une petite recette d'un gommage maison 100% naturel qui laissera votre peau parfaitement lisse et douce, débarrassée de toutes les impuretés.

Enduisez-vous entièrement d'huile de colza. Puis massez-vous énergiquement et laissez agir l'huile pendant 30 minutes. Pendant ce temps, faites fondre 3 cuillères à soupe de sel dans 3 cuillères à soupe de vinaigre de cidre et frottez-vous avec ce mélange avant de vous rincer abondamment à l'eau claire.

CONTRE LES TALONS RUGUEUX

Souvent nos talons apparaissent rugueux. Voici une petite astuce pour les adoucir et gommer cet aspect rugueux pas très esthétique grâce à un massage gommant et hydratant.

Mélangez du sel de table fin avec un peu d'huile d'olive. Massez-vous quelques minutes avec cette mixture puis laissez-la agir pendant 10 minutes. Rincez à l'aide d'eau tiède.

ESTOMPER LES VERGETURES

Une fois installées, il est très difficile de faire disparaître les vergetures. D'ailleurs, on n'arrive jamais à les effacer totalement, mais on peut les atténuer grâce à une petite huile très maligne.

Dans un récipient, mélangez 2 gouttes d'huile essentielle de citron, 1 goutte d'huile essentielle de rose musquée dans un petit flacon contenant de l'huile neutre. Massez-vous les zones où sont apparues les vergetures au moins deux fois par jour. Avant toute utilisation, pensez à agiter le flacon.

BIEN ÉTALER SON AUTOBRONZANT

Le plus compliqué lorsqu'on utilise un autobronzant pour avoir bonne mine, c'est de l'étaler correctement et uniformément au risque de voir apparaître des traces orange hyper ridicules. Voici une petite astuce pour éviter ce désagrément.

Pour étaler uniformément son autobronzant, il suffit de se servir de gants en latex ou des gants comme on en trouve dans les colorations qui sont vendues dans le commerce. Cela évitera les traces orange. Et le truc en plus, c'est que vous n'aurez aucune trace sur la paume de vos mains.

APRÈS UN COUP DE SOLEIL

Malgré toutes vos précautions, vous avez chopé un coup de soleil. Cela arrive, surtout si l'on n'utilise pas de crèmes solaires à fort indice ou si on ne se badigeonne pas régulièrement. Le hic, c'est que cela fait mal. Alors si vous n'avez pas de crème apaisante sous la main, utilisez cette petite astuce pour vous soulager après un coup de soleil.

Imprégnez un torchon d'eau et saupoudrez-le avec 5 cuillères à café de bicarbonate de soude. Tapotez délicatement les zones atteintes avec le torchon. Rapidement, vous allez sentir un réel soulagement.

Attention ! Cela n'est pas un soin. Le bicarbonate de soude va simplement soulager la douleur. Après, il faut soigner la peau qui a été brûlée par le soleil avec des crèmes adéquates.

ÉLIMINER LES PEAUX MORTES DES PIEDS

Pour éliminer les peaux mortes des pieds, votre allié principal sera le bicarbonate de soude. Eh oui ! Encore lui ! De plus, il est beaucoup moins cher que toutes les crèmes et lotions que l'on peut trouver dans le commerce. Donc autant en profiter.

Mouillez vos pieds et saupoudrez-les d'une fine couche de bicarbonate de soude. Massez énergiquement afin de faire tomber tous les résidus de peau. Rincez à l'eau claire et terminez le soin par une crème hydratante, naturelle bien sûr.

UN BAIN POUR ADOUCIR SA PEAU

Joignez l'utile à l'agréable en vous préparant un bon bain gommant, qui va vous relaxer et adoucir votre peau. Pour cela, suivez cette petite recette.

Dans un petit sac de mousseline, mélangez le zeste d'un citron et 2 cuillères à café de son. Faites-le bouillir dans 1 litre d'eau pendant 30 minutes. Ajoutez cette eau à celle de votre bain et plongez-y avec délectation. Au bout de 15 minutes, frottez-vous le corps avec le sac en mousseline. Ainsi, toutes les peaux mortes seront chassées.

UN BAIN HYDRATANT

Une peau bien hydratée est une peau en pleine santé. Encore une fois, joignez l'utile à l'agréable en profitant d'un moment de détente dans un bain chaud tout en hydratant votre peau en profondeur.

Dans un récipient, mélangez un litre de lait chaud avec 4 cuillères à soupe de miel et 2 cuillères à soupe de poudre d'amandes. Versez cette préparation hautement hydratante dans l'eau de votre bain et détendez-vous pendant au moins 20 minutes. Votre peau sera satinée et intensément nourrie.

ESTOMPER LES TACHES DE ROUSSEUR

Bien qu'elles soient très jolies et qu'elles peuvent donner un certain charme, beaucoup de femmes n'aiment pas avoir des taches de rousseur. Voici une petite recette pour celles qui trouvent que leurs taches de rousseur sont trop prononcées qui aidera à les estomper.

Passez sur votre visage 2 fois par jour et pendant un mois du jus de citron salé. Cela va aider à estomper progressivement vos taches de rousseur.

Astuces maquillage

Se maquiller est un art qui demande quelques techniques. Il est difficile d'agrandir son regard sans trop en faire, de ne pas ressembler à un pot de peinture ou encore de choisir les bonnes couleurs pour son teint.

De même, il n'est pas toujours facile de conserver son vernis ou son mascara. Pour cela, il existe des astuces très simples qui permettent de raviver un mascara asséché ou encore de raviver l'éclat de son vernis. Il faut savoir que nos grand-mères n'avaient pas à disposition tous les produits cosmétiques que nous possédons actuellement. Et pourtant, elles arrivaient à se maquiller avec des produits naturels. À nous de suivre leur exemple.

LE VERNIS À ONGLES

TEINTER SON VERNIS À ONGLES

Comme toutes les femmes, nous avons tendance à accumuler, au fil des années, des pots de vernis à ongles. Les couleurs ne sont plus, alors, au goût du jour. Voici une astuce qui vous permettra d'en modifier la couleur.

Pour cela, il suffit de mélanger à votre vieux vernis à ongles du colorant alimentaire liquide. Vous en trouvez facilement dans le commerce de différentes teintes. D'ailleurs, ce sont les mêmes qui sont utilisés en pâtisserie et en cuisine. Par contre, cette astuce ne fonctionne pas sur les vernis à ongles devenus trop pâteux.

RAMOLLIR UN VERNIS

On a toutes connu le vernis à ongles devenu trop dur et impossible à étaler. Et oui, si l'on ne prend pas soin de bien refermer le flacon ou si le vernis est de mauvaise qualité, il aura tendance à durcir au fil du temps. Malheureusement, c'est toujours ce vernis-là que l'on veut, car la couleur se marie bien avec la robe que l'on porte. Voici une petite astuce pour ramollir un vernis à ongles qui a durci.

Plongez simplement le flacon dans un bol contenant de l'eau très chaude pendant une dizaine de minutes. Le voilà prêt à servir à nouveau !

FAIRE DURER SON VERNIS

On a passé plus de 30 minutes à bien étaler son vernis sur ses ongles, à bien le faire sécher... Et pourtant, il faudra recommencer dans deux jours, car le voilà qui s'écaille. Pour éviter ce désagrément, voici une petite astuce qui vous permettra de le faire tenir plus longtemps sur vos ongles. Et, cerise sur le gâteau, qui vous permettra de réaliser des économies !

Pour faire durer un vernis plus longtemps sur ses ongles sans qu'il ne s'écaille, il suffit d'humidifier très légèrement vos ongles avec un coton imprégné de vinaigre blanc juste avant la l'application. Laissez sécher. Vous verrez c'est magique ! Votre vernis tiendra une bonne semaine.

CONSERVER PLUS LONGTEMPS SON VERNIS

On a toutes un vernis à ongles fétiche. Celui qui va avec toutes nos tenues. La teinte que l'on cherchait depuis longtemps et qu'on a eu du mal à trouver. Et avec le temps, il risque de perdre en texture et en qualité. Voici une petite astuce très simple pour le conserver plus longtemps liquide.

Pour cela, il suffit de conserver votre vernis au réfrigérateur. En effet, le froid ralentira son vieillissement. Pensez à le sortir du réfrigérateur quelques minutes avant de l'utiliser.

ALLONGER SON VERNIS

Votre vernis à ongles fétiche est presque vide. Ou vous avez mal refermé le bouchon et le vernis est devenu collant et pâteux. Voici une petite astuce qui permettra de lui redonner un peu de fluidité ou de l'allonger.

Pour cela, il suffit d'ajouter quelques gouttes de dissolvant dans le pot et de le secouer énergiquement.

LE ROUGE À LÈVRES

POUR UN ROUGE À LÈVRES NATUREL

Certains rouges à lèvres sont vendus à prix d'or dans les parfumeries. Pourtant, il existe une astuce très simple et peu coûteuse qui vous permet de colorer votre bouche naturellement.

Pour cela, il suffit d'utiliser du jus de betterave. En effet, une seule goutte de ce légume permet de donner une coloration légèrement rosée à vos lèvres. Vous pouvez même vous en servir comme fard à joues de secours. Attention toutefois à garder la main légère !

DES LÈVRES À CROQUER

Vous n'avez plus de rouge à lèvres et vous avez un rendez-vous important. Si vous avez du citron chez vous, alors vous êtes sauvée.

Coupez une rondelle de citron et frottez-vous énergiquement les lèvres pendant 5 minutes avec. Le citron va activer la circulation sanguine, ce qui vous fera une bouche bien rouge et des lèvres à croquer.

UN ROUGE À LÈVRES QUI TIENT LONGTEMPS

Tous les matins, vous maquillez vos lèvres avec beaucoup d'attention. Mais au bout de quelques jours, il a disparu et vos lèvres se retrouvent toutes nues. Voici une petite astuce qui vous permettra de faire tenir votre rouge à lèvres jusqu'au bout de la nuit.

Commencez par déposer un peu de fond de teint sur vos lèvres puis appliquez une poudre transparente. Mettez votre rouge à lèvres à l'aide d'un pinceau. Retirez le surplus à l'aide d'un mouchoir en papier, repoudrez et remettez une nouvelle couche de rouge à lèvres.

UN GLOSS MAISON

Les gloss font briller les lèvres et sont très tendance. C'est vrai, mais ils sont aussi très chers. Voici une recette pour vous concocter votre propre gloss avec rien que des produits naturels.

Au bain-marie, faites fondre 5 g de cire d'abeille et 1 cuillère à café d'huile de pépins de raisin. Laissez tiédir et ajoutez quelques gouttes de betteraves. Le dosage se fera selon la couleur souhaitée. Mélangez cette mixture jusqu'à obtenir une crème homogène que vous mettrez dans un pot hermétique. Voilà votre gloss 100% naturel est prêt à servir.

LE ROUGE À LÈVRES DES BRUNES

LE ROUGE À LÈVRES DES BLONDES

Les brunes sont les plus chanceuses, car elles peuvent pratiquement mettre toutes les teintes de rouge à lèvres sans risquer une faute de goût.

Néanmoins, les brunes peuvent utiliser les couleurs chaudes ou plus voyantes. Mais n'oubliez pas, si vos yeux sont maquillés la bouche doit rester naturelle et vice versa. Essayez d'assortir votre rouge à lèvres avec votre tenue.

On dit toujours qu'il est important d'assortir la couleur de son rouge à lèvres avec sa tenue ou ses yeux. Mais cela ne peut pas, parfois, s'appliquer aux blondes qui doivent absolument bannir certaines teintes.

Si vous êtes blondes, préférez les couleurs tendres comme le bois de rose ou le saumon par exemple qui iront parfaitement aux teints clairs des blondes naturelles.

LE ROUGE À LÈVRES DES ROUSSES

Les rousses ont généralement un teint très clair parsemé de quelques taches de rousseur et des yeux bleus ou verts.

Les tons orangés et bruns mettront en valeur vos yeux, relèveront votre teint et feront ressortir la couleur chatoyante de vos cheveux. Par contre, bannissez absolument le rose !

LE BLUSH

LE BLUSH SUR UN VISAGE LONG

Vous avez un visage allongé ? Avec un blush appliqué au bon endroit, vous pouvez donner l'impression que votre visage est moins allongé. Pour cela, il suffit de contraster avec la ligne verticale du visage.

Appliquez votre blush comme si vous tirez votre œil vers l'arrière, à la perpendiculaire de la zone T (c'est-à-dire le front, le nez, le menton). Rajoutez une petite pointe de poudre plus foncée sous la pommette.

LE BLUSH SUR UN VISAGE OVALE

Sur un visage ovale, le blush doit accentuer la forme naturelle de votre visage. Sachez que le blush est votre allié bonne mine. S'il est mal appliqué, l'effet inverse se produit et vous pouvez vite vous transformer en clown. Voici comment appliquer son blush si vous avez le visage de forme ovale.

Appliquez votre blush en commençant pas la partie saillante de la pommette vers l'extérieur du visage, puis remontez vers la tempe.

LE BLUSH SUR UN VISAGE CARRÉ

Vous avez un visage carré lorsque votre visage est anguleux et lorsque les mâchoires sont assez marquées. Sur un visage carré, le blush doit adoucir les traits du visage et donner l'impression de courbes pour casser le côté horizontal.

Appliquez votre blush au centre de la partie saillante des pommettes en effectuant des mouvements rotatifs.

LE BLUSH SUR UN VISAGE ROND

Les visages ronds sont tout en courbes et les pommettes sont gommées. Sur ce type de visage, le blush doit redonner du caractère aux traits et une structure au visage.

Prononcez un gros « O » afin de tirer au maximum votre menton vers le bas. Appliquez votre blush sous le creux formé au niveau de la pommette.

REMPLACER LE BLUSH

Vous n'avez plus le blush et sans lui, adieu l'effet bonne mine ! Ne paniquez pas. Voici une petite astuce qui vous permettra de remplacer votre blush sans que personne le remarque.

Prenez un peu de votre rouge à lèvres à la texture crémeuse et étalez-le avec votre doigt. Pour cette astuce, utilisez un rouge à lèvres rose ou orangé, mais en aucun cas un rouge pompier ! L'effet bonne mine peut être augmenté en posant une touche de rouge à lèvres, la même teinte, sous l'arcade sourcilière.

RATTRAPER UN SURPLUS DE FARD À JOUES

Si vous avez eu la main lourde sur le fard à joues ou le fard à paupières, surtout ne l'estompez pas avec le doigt. Ce serait une grosse erreur qui aura pour effet d'écraser le pigment et de le fixer davantage sur la peau. Au lieu de ça, suivez cette petite astuce.

Pour supprimer un excédent de poudre, il suffit d'utiliser un pinceau au diamètre adéquat, parfaitement propre et de balayer la zone qui doit être allégée. C'est aussi simple que cela.

LE FOND DE TEINT

RATTRAPER UN SURPLUS DE FOND DE TEINT

Ce matin, vous avez eu la main un peu lourde sur votre fond de teint et ce n'est pas franchement joli. Cela forme une couche épaisse sur votre visage et la démarcation avec votre cou est bien trop visible. Voici une petite astuce qui vous permettra d'absorber le surplus de fond de teint.

Humidifiez une éponge à fond de teint et ajoutez-y une petite pointe de crème hydratante. Passez cette éponge sur la totalité de votre visage. Puis, appliquez un mouchoir en papier et pressez délicatement pour absorber le surplus de fond de teint.

FIXER LE MAQUILLAGE

Les filles qui ont la peau grasse ont beaucoup de mal à fixer le maquillage sur leur peau. En effet, celui-ci a tendance à couler et le résultat est plus que déplorable en fin de journée. Voici une petite astuce de grand-mères pour éviter ce désagrément.

Le matin, après votre soin habituel, passez un coton imbibé de jus de citron sur votre visage. Évitez soigneusement le contour des yeux. Laissez sécher. Vous pouvez appliquer votre fond de teint, votre poudre ou votre BB crème teintée. Votre make-up tiendra jusqu'au soir !

POUR UN FOND DE TEINT QUI TIENT

Un fond de teint bien appliqué est un fond de teint qui tient. Pour appliquer correctement votre fond de teint, suivez cette astuce.

Commencez par passer une rondelle de citron sur votre visage. Étalez ensuite votre fond de teint en faisant des mouvements circulaires pour bien l'appliquer uniformément sur la totalité de votre visage. Terminez en faisant glisser rapidement un glaçon sur le fond de teint. Vous voilà parée pour toute la journée.

SAVOIR APPLIQUER LE FOND DE TEINT

Il arrive que lorsque l'on applique son fond de teint que l'on fasse des traces. Ce n'est pas très joli et les gens autour de vous ne verront que cela. Voici l'astuce pour éviter de laisser des traces lorsque l'on met son fond de teint.

Réchauffez votre fond de teint dans le creux de votre main avant de l'appliquer. Fluidifiez-le avec quelques gouttes de lotion pour le visage. Enfin, choisissez toujours une teinte légèrement plus claire que celle de votre couleur de peau.

LES YEUX

RÉUSSIR UN MAQUILLAGE SMOKY

Réussir un maquillage smoky parfait demande du temps et beaucoup de travail. C'est pourquoi il est risqué de le tenter le matin, surtout si on est pressé par le temps. Voici une petite astuce pour réussir à coup sûr votre maquillage smoky et avoir un regard fumé rapidement et simplement.

Avant d'aller au lit, tracez un large trait de khôl sous l'œil, sans le toucher, et sur la paupière. Au réveil, vous n'aurez plus qu'à effacer les coulures indésirables et parfaire votre maquillage par un trait de crayon fin au ras des cils. Par contre, n'utilisez pas cette astuce tous les soirs, car dormir avec son maquillage n'est pas très recommandé pour la peau.

METTRE EN VALEUR SES YEUX

Vous rêvez d'avoir un regard glossy, mais vous ne savez pas comment vous y prendre. Voici une petite astuce très simple pour mettre en valeur vos yeux en un clin d'œil.

Appliquez votre ombre à paupières habituelle en forçant sur la dose. Sur chaque paupière mobile, étalez un soupçon de gloss pour les lèvres. Optez pour le gloss qui vous semble le moins collant. Plus l'ombre à paupières que vous avez choisie est foncée, plus l'effet est impressionnant.

AGRANDIR SON REGARD

Voici une astuce qui va vous permettre d'agrandir votre regard et d'avoir des yeux de biche grâce au maquillage.

Commencez par poser un peu de fard blanc sur le coin interne de l'œil et sous l'arcade sourcilière. Utilisez un crayon blanc rosé pour souligner l'intérieur de l'œil. Tracez un trait de khôl brun ou noir sous les cils inférieurs, du coin extérieur jusqu'au milieu de l'œil. Estompez ce trait vers l'extérieur. Votre maquillage est terminé et vos yeux sont en amande !

SOULIGNER SES YEUX

Beaucoup de femmes utilisent le crayon khôl pour souligner leurs yeux. C'est vrai que cela peut être très joli, sauf si le crayon bave. Là c'est la catastrophe. Voici une petite astuce pour éviter que votre crayon khôl ne bave.

Pour cela, il suffit de le laisser dans le bac à légumes du réfrigérateur. Avant de l'appliquer sur vos yeux, pensez à brûler le bout de sa mine avec un briquet.

ARRÊTER DE PLEURER EN APPLIQUANT SON MASCARA

Ce matin, en appliquant votre mascara, vous avez ripé et celui-ci a touché votre œil. Résultat, vous vous mettez à larmoyer rendant impossible la suite du maquillage de vos yeux. Voici une astuce pour arrêter de pleurer.

Pincez-vous fermement la racine de votre nez entre le pouce et l'index. Vous stimulerez, ainsi, le nerf oculaire qui maintient les yeux ouverts et stopperez, du coup, les larmes.

RATTRAPER UNE TRACE DE MASCARA

Poser correctement du mascara sur ces cils est un exercice parfois périlleux qui peut vite tourner au cauchemar. Il n'est pas rare que le mascara déborde donnant à vos paupières un effet panda pas très glamour. Voici une astuce qui vous permettra de rattraper cette vilaine trace de mascara.

Déposez un peu de votre fond de teint sur un coton-tige et effacez délicatement la marque. Et pour la touche finale, ajoutez votre fard.

PETITES ASTUCES MAISON

RÉVÉLER L'ÉCLAT DE SA PEAU

Voici une petite astuce très simple et rapide qui va resserrer les pores et préparer la peau à recevoir le maquillage.

Faites rouler sur votre visage un glaçon pendant quelques instants. Le froid va resserrer les pores, va révéler l'éclat de votre peau et va aider à fixer le maquillage. Cette astuce fonctionne aussi pour fixer son rouge à lèvres. Il suffit, alors, de faire rouler un glaçon sur vos lèvres.

UN DÉMAQUILLANT MAISON

Savez-vous que le liniment oléocalcaire est un excellent démaquillant qui laisse la peau souple et hydratée. C'est d'ailleurs pour cela qu'on l'utilise sur les fesses des bébés. Voici comment en préparer.

Mélangez, dans une bouteille ou une fiole, la même quantité d'eau de chaux et d'huile d'olive bio. Vous pouvez aussi vous en servir sur les fesses de votre tout petit. Par contre, et seulement s'il n'est utilisé que par des adultes, vous pouvez ajouter 2 gouttes d'huile essentielle pour le parfumer un peu. Ce liniment oléocalcaire maison se conserve 1 mois et il important de le secouer avant chaque utilisation.

UNE AUTRE RECETTE D'UN DÉMAQUILLANT MAISON

Comme il est conseillé de changer régulièrement de soin pour ne pas habituer sa peau et pour qu'elle profite au maximum de tous les bienfaits des différents produits naturels, voici une deuxième recette pour fabriquer un démaquillant maison 100% naturel et surtout très économique.

Dans un récipient, mélangez un volume de jus d'orange frais, un volume de vaseline et un volume d'huile d'amande douce. Mélangez le tout jusqu'à obtenir une lotion homogène. Utilisez cette lotion en remplacement de votre démaquillant habituel. Pensez bien à secouer le flacon avant chaque utilisation.

AVOIR TOUJOURS SON MAQUILLAGE À PORTÉ DE MAIN

Les crayons à lèvres, les crayons pour les yeux, les rouges à lèvres, les mascaras... ont tous une fâcheuse habitude. Celle de se renverser continuellement et de tomber par terre. À moins que tous ces produits ne soient rangés dans un tiroir, voici une petite astuce qui vous aidera à les avoir toujours à portée de main, sans avoir à vous baisser continuellement pour les ramasser.

Récupérez plusieurs pots de yaourt, de crème fraîche, de confiture... et remplissez-les de légumes secs. Vous pourrez alors y planter vos cosmétiques qui n'auront plus la fâcheuse tendance de se renverser.

FLUIDIFIER UN MASCARA

Vous avez mal refermé le tube de votre mascara et celui-ci s'est asséché. Voici une petite astuce qui lui redonnera toute sa fluidité.

Versez dans votre mascara quelques gouttes d'huile d'amande douce bio. Attention, si votre mascara est sec parce qu'il est trop vieux, jetez-le. En effet, un mascara trop âgé peut causer des irritations de l'œil et des conjonctivites.

RAVIVER UN MASCARA

Vous avez bien refermé votre tube de mascara jour après jour. Mais ça ne l'a pas empêché de vieillir et de faire grise mine. Il est devenu trop sec ou trop épais ou trop chargé. Bref, vous avez du mal à l'appliquer. Voici une petite astuce qui vous permettra de le raviver.

Versez quelques gouttes de bleuet dans le tube et agitez-le. Voilà, votre mascara est réhydraté et sera encore opérationnel pendant pas mal de temps.

DÉMAQUILLER SES YEUX

Vous avez beau frotter et frotter encore, au risque de vous arracher les cils, mais il reste toujours quelques traces de mascara ou d'eye-liner sur vos yeux. Voici une petite astuce qui vous permettra de vous en débarrasser rapidement.

Déposez un peu de vaseline sur votre coton à démaquiller. Tamponnez délicatement vos paupières avec ce coton, sans frotter. Rincez-vous à l'eau tiède. Ce traitement ne va pas abîmer la peau fragile et fine des paupières.

PRÉPARER SA PEAU AU MAQUILLAGE

Avant de vous maquiller, pensez à préparer votre peau à le recevoir. Ainsi, votre maquillage tiendra plus longtemps et vous serez belle plus longtemps. Pour préparer sa peau à recevoir le maquillage, nos grand-mères utilisaient une astuce très simple.

Avant de vous maquiller, passez sur votre visage un glaçon. En effet, le froid va raffermir votre épiderme. Étalez ensuite votre crème de jour et vous pouvez alors passer au maquillage.

RAJEUNIR SON SOURIRE

Le maquillage a pour vocation de nous embellir, de faire ressortir nos yeux et notre bouche, de masquer certaines imperfections… Il peut aussi rajeunir un sourire. Comment ? En suivant simplement cette astuce.

Appliquez une petite quantité d'anticernes dans le fond des sillons des rides et lissez un maximum de façon à le faire fondre avec la peau. Le résultat est particulièrement bluffant.

DU DÉMAQUILLANT POUR PEAU SENSIBLE

Votre peau est sensible et vous n'avez plus de démaquillant ? Vous savez que si vous la lavez avec du savon, cela va l'irriter et la faire rougir. Pas de panique, voici une petite astuce qui va vous dépanner.

Remplacez votre démaquillant par du lait de vache. Nettoyez votre visage et vos yeux à l'aide d'un coton imbibé par ce délicieux nectar blanc. Voilà le tour est joué. Votre peau est parfaitement nettoyée et débarrassée de toute trace de maquillage.

FABRIQUER UNE POUDRE MATIFIANTE MAISON

Rien n'est plus facile que de fabriquer une poudre matifiante 100% naturelle. Suivez cette recette et votre peau appréciera.

Dans un mortier, travaillez 8 cuillères à café de fécule de maïs à l'aide d'un pilon. Ajoutez petit à petit une cuillère à café d'argile jaune et une cuillère à café d'argile rouge tout en continuant à travailler la fécule de maïs. Dosez l'argile en fonction de la couleur que vous voulez obtenir.

La cellulite

Si votre peau forme des capitons, alors vous avez de la cellulite. Celle-ci est due à l'augmentation de la taille des adipocytes, ou cellules graisseuses, situés au niveau de la couche la plus profonde de la peau, c'est-à-dire dans l'hypoderme. Ces cellules graisseuses compriment les vaisseaux sanguins et lymphatiques les empêchant, alors, de drainer efficacement l'eau. La conséquence de ce phénomène est que votre peau subit une déformation et prend un aspect bosselé qui est appelé peau d'orange.

La cellulite est un problème qui concerne surtout les femmes qui ont une peau fine. Les hommes et certaines femmes sont moins concernés par ce problème, c'est la nature. À l'époque de l'homme des cavernes, la cellulite servait à réchauffer les enfants qui se collaient aux cuisses de leur mère. Aujourd'hui, la cellulite n'a plus aucune utilité. Elle est même très inesthétique et les femmes qui en souffrent n'osent plus se mettre en maillot de bain ou porter une petite jupe courte.

La cellulite se localise principalement au niveau des cuisses, des fesses et des hanches. Le problème, c'est qu'une fois qu'elle s'est installée, il est extrêmement difficile de s'en débarrasser. Bien sûr, une activité physique régulière peut grandement vous y aider. Dans le commerce, vous trouverez aussi des crèmes anticellulite, des produits drainants, mais qui se révèleront très vite très onéreux, pas très efficaces pour certains et surtout pas naturels. La médecine propose différentes techniques pour lutter contre ce fléau, dont la liposuccion et les ultrasons qui atténuent l'effet peau d'orange. Toutes ces techniques sont aussi relativement coûteuses et peu de femmes ont les moyens de se les offrir.

Je vous propose de lutter contre la cellulite grâce à des produits 100% naturels et surtout peu chers. Les recettes et les astuces que je vous propose vont vous permettre de déloger les cellules graisseuses au niveau de l'hypoderme afin de libérer les vaisseaux comprimés. Mais n'oubliez pas, il faut avoir une activité physique régulière pour que cela fonctionne. Buvez aussi 1.5 l d'eau par jour.

UNE HUILE ANTICELLULITE

L'huile essentielle de citron possède des vertus anticellulite non négligeables, si l'on sait correctement l'associer à d'autres produits. Voici comment réaliser une huile anticellulite avec de l'huile essentielle de citron.

Dans une fiole foncée contenant 10 cl d'huile de macadamia, diluez 10 gouttes d'huile essentielle de citron, 10 gouttes d'huile essentielle de pamplemousse et 10 gouttes d'huile essentielle de cyprès. Conservez hermétiquement cette potion dans votre fiole foncée et servez-vous-en après chaque douce. Massez-vous avec ce mélange, en insistant sur le ventre, les cuisses et les hanches.

DIRE STOP A LA CELLULITE

On le sait, la cellulite une fois installée, est très difficile à déloger. Le mieux est encore de prévenir son apparition. Cette recette maison peut vous aider à limiter et ralentir sa progression.

Dans une casserole, faites chauffer 40 g de vaseline, 20 g de lanoline et 2 cuillères à soupe d'huile d'olive. Ajoutez à cette préparation 2 gouttes d'huile essentielle d'origan, 1 goutte d'huile essentielle de citron et 1 goute d'huile essentielle de lavande. Mélangez le tout. Appliquez cette mixture sur votre peau propre et sèche, au moins deux fois par semaine.

UN CATAPLASME ANTICELLULITE

L'aspect peau d'orange est très inesthétique. Faites-la disparaître grâce à cette recette d'un cataplasme à base de citron 100% naturel et très efficace.

Dans une casserole, pressez le jus de 3 citrons, ajoutez 1 litre d'eau et 50 g de feuilles de citronnier. Portez le tout à ébullition pendant 15 bonnes minutes. Filtrez et laissez tiédir. Imbibez des compresses avec la mixture obtenue après filtration et placez-les au niveau des zones les plus concernées par la cellulite. Laissez reposer pendant 10 minutes. Pour plus d'efficacité, il est conseillé de renouveler l'opération 2 à 3 fois par semaine et de s'armer de patience. Il faudra quelques mois pour que votre peau retrouve son aspect lisse et ferme.

UNE HUILE DE MASSAGE NATURELLE

Effectué correctement, un massage peut aider à réduire la cellulite et les capitons. Mais pour booster l'efficacité de ce massage, vous pouvez vous masser avec une huile de massage qui va utiliser les propriétés de certaines plantes pour drainer et déloger les cellules graisseuses.

Dans un récipient contenant 15 cl d'huile d'olive, ajoutez 2 gouttes d'huile essentielle de géranium, 2 gouttes d'huile essentielle de cyprès, 2 gouttes d'huile essentielle de lemon grass et 2 gouttes d'huile essentielle de romarin. Servez-vous de cette mixture comme huile de massage et effectuez des massages réguliers pour déloger cette vilaine cellulite.

UNE LOTION ANTICELLULITE

Il est très difficile de faire partir une cellulite installée depuis très longtemps. Cependant, même si elle ne peut s'enlever complètement, des solutions existent pour la réduire. Voici une recette d'une petite lotion très efficace et surtout naturelle pour effacer l'aspect peau d'orange.

Dans un récipient, mélangez 3 cuillères à soupe de vinaigre de cidre et 2 cuillères à soupe d'huile d'olive. Massez énergiquement les zones envahies par la cellulite avec cette mixture. Cette opération doit être réalisée matin et soir pour qu'elle soit efficace et pendant plusieurs semaines. La cellulite s'estompera petit à petit et votre peau sera plus ferme et plus lisse.

UN MASQUE ANTICELLULITE

Habituellement, on utilise des masques de beauté pour la peau du visage ou les cheveux. Voici une petite recette ancestrale pour confectionner un masque de beauté anticellulite à utiliser sur les fesses, les cuisses et les hanches.

Dans un récipient, mélangez un peu de varech séchés avec 50 g de fromage blanc. Ajoutez 2 cuillères à soupe d'huile d'olive et remuez doucement jusqu'à obtenir une mixture homogène. Étalez-la sur les zones concernées par la cellulite et laissez agir pendant 20 minutes avant de rincer à l'eau claire. C'est radical pour la cellulite.

UNE HUILE DRAINANTE ANTICELLULITE

Pour chasser la cellulite et gommer l'aspect peau d'orange, il faut s'armer de patience. Les soins doivent être répétés encore et encore pendant plusieurs mois régulièrement et d'une manière assidue. Voici une recette d'une huile drainante qui vous aidera à lutter contre la cellulite.

Dans un flacon contenant 7 cuillères à soupe de vinaigre de cidre et 20 cl d'huile d'amande douce, ajoutez 2 gouttes d'huile essentielle de citron et 1 goutte d'huile essentielle de cèdre. Agitez énergiquement afin d'obtenir une émulsion uniforme. Servez-vous de cette huile en massage énergique sur les zones de peau d'orange, 2 à 3 fois par jour.

UN SOIN MINCEUR AUX HUILES ESSENTIELLES

Déloger la cellulite, raffermir les fesses ou affiner les hanches ne sont pas des choses faciles à réaliser. Dans le commerce, il existe de nombreux soins, gels minceur, crèmes…, dont les fabricants vantent certaines vertus miracles. Mais le plus souvent on est déçu, car cela ne fonctionne pas. Arrêtez de vous ruiner et utilisez les huiles essentielles. En effet, certaines huiles essentielles ont des propriétés lipolytiques, c'est-à-dire qu'elles vont drainer les toxines, stimuler la circulation sanguine et chasser le gras ce qui va naturellement gommer la peau d'orange et déloger la cellulite. Les plus efficaces de ces huiles sont l'huile essentielle de cèdre de l'Atlas, d'eucalyptus radié, de pamplemousse ou encore d'orange amère. Voici la recette pour fabriquer un soin minceur aux huiles essentielles.

Dans un petit récipient, diluez 5 gouttes d'huile essentielle de votre choix dans une cuillère à soupe d'huile de macadamia, qui possède aussi des vertus drainantes. Massez-vous longuement avec cette préparation sur les zones concernées par la cellulite.

LA TECHNIQUE DU PALPER-ROULER

Se masser avec un soin maison c'est bien, mais pour renforcer son efficacité, il faut savoir adopter les bons gestes. Voici comment réaliser la technique du palper-rouler qu'utilisent les esthéticiennes dans les centres de beauté pour déloger la cellulite incrustée.

Pincez la peau entre le pouce et l'index et faites-la rouler entre doigts. C'est certes un peu douloureux, mais terriblement efficace. À faire chaque matin et soir pendant 5 à 10 minutes avec une huile de soin anticellulite.

UN BAIN ANTICELLULITE

La cellulite est un fardeau pour beaucoup de femmes. Heureusement qu'il existe de nombreuses astuces pour l'atténuer en douceur, dont celui de prendre un bain anticellulite à base de lierre.

Dans une casserole, portez à ébullition 100 g de feuilles de lierre dans 1 litre de vinaigre. Laissez refroidir et macérez pendant 6 heures. Faites-vous couler un bon bain chaud et versez-y cette préparation. Plongez avec délectation dans votre bain et restez-y pendant au moins 20 minutes.

UN CATAPLASME ANTICELLULITE AUX FEUILLES DE LIERRE

Le lierre est un des meilleurs alliés pour lutter contre la cellulite. Après le bain aux feuilles de lierre, vous pouvez aussi réaliser un cataplasme pour lutter localement contre la peau d'orange et la cellulite.

Dans une casserole, faites bouillir 200 g de feuilles de lierre dans 1 litre d'eau pendant 15 minutes. Filtrez la potion et laissez-la tiédir. Apposez-la à l'aide de compresses sur les zones à traiter. Laissez les compresses imbibées pendant au moins 10 minutes en place. Pour plus d'efficacité, vous pouvez réaliser ce soin 1 fois par jour pendant 3 mois.

DES INFUSIONS A LA RESCOUSSE DE LA CELLULITE

La cellulite est très difficile à déloger. Mettez toutes les chances de votre côté en buvant des infusions drainantes, notamment des infusions de reine-des-prés qui sont très efficaces. Voici la recette pour concocter vous-même votre infusion.

Plongez 15 g de fleurs de reine-des-prés dans ½ litre d'eau froide. Portez le tout à ébullition et laisser infuser pendant 15 minutes avant de filtrer. Buvez 3 tasses de cette potion pendant au moins 3 mois. Les fleurs de reine-des-prés peuvent être remplacées par des queues de cerise. Pour cela, faites bouillir 30 g de queues de cerise dans 1 litre d'eau pendant 30 minutes et filtrez. Buvez une tasse de cette tisane chaque matin à jeun et sans sucre. Et si le goût vous déplait, optez pour une infusion au pissenlit en faisant bouillir 10 g de feuilles de pissenlit dans de l'eau. Sinon, vous avez aussi la prêle qui contient de la silice et qui est connue pour ses vertus drainantes. Liez quelques tiges en bouquet, versez-y de l'eau bouillante et vous obtiendrez une délicieuse tisane à consommer 2 à 3 fois par jour. Eh oui, toutes ces tisanes vous aideront dans votre combat contre la cellulite.

UN DRAINANT NATUREL

Vous rêvez de jambes fines et élancées, sans peau d'orange et cellulite. Voici une recette d'une lotion magique qui va favoriser la circulation sanguine et chasser le gras.

Diluez une cuillère à soupe de bicarbonate de soude dans 2 verres de vinaigre de cidre. Massez-vous quotidiennement avec cette lotion au niveau des cuisses et des mollets.

PAS DE VACANCES POUR LA CELLULITE

Ce sont les vacances et vous en profitez pour bronzer et vous relaxer sur une plage de sable fin. C'est bien, mais n'oubliez pas, la cellulite demande des soins quotidiens et si l'on ne s'en occupe pas, elle revient au galop. Donc, profitez que vous êtes au bord d'une plage pour continuer votre lutte anticellulite.

Ramassez quelques algues fraîches et tout en étant assise dans l'eau, massez-vous les cuisses avec les algues. Si vous n'aimez pas être regardé, emportez les algues chez vous et continuez votre massage en insistant bien sur les zones concernées. Les algues vos réduire nettement l'aspect peau d'orange. Ce soin est à renouveler tous les jours pendant vos vacances.

DE LA GYM POUR LES PRESSÉES

Entre le boulot, les enfants, le ménage et j'en passe… il n'est pas toujours facile de s'octroyer du temps pour faire du sport. Voici quelques conseils qui vous permettront de travailler vos abdos et vos fessiers pour les rendre plus fermes.

En attendant le bus, en préparant à manger, en attendant à la queue d'une caisse, en faisant le ménage… bref dès que vous y pensez, rentrez le ventre et contractez les fesses. Tenez la position quelques secondes. Relâchez et recommencez.

Astuces épilation

Dernièrement, j'ai lu dans un magazine que les Françaises aiment être bien épilées (ce n'est pas le cas de toutes les femmes du monde !). À chacune sa technique. Certaines utilisent le rasoir, d'autres la cire ou encore l'épilateur. Et souvent, après l'épilation, la peau est sensible et affiche quelques rougeurs. Les recettes et astuces de nos ancêtres vont vous permettre d'avoir une peau toujours lisse facilement.

De plus, l'épilation n'est pas toujours une partie de plaisir. Et souvent, on n'arrive pas à faire disparaître tous les poils disgracieux comme lors d'une séance d'épilation en institut. Pourtant quelques gestes et astuces simples peuvent nous y aider.

UNE CIRE ÉPILATOIRE NATURELLE

Vous êtes invitée à une soirée chez des amis et vous avez envisagé de mettre cette jolie robe que vous aimez tant. Mais, voilà vous n'êtes pas épilée et surtout vous n'avez plus de cire à épiler. Au lieu de renoncer à votre robe et d'opter pour un pantalon, confectionnez votre propre cire maison et 100% naturelle.

Dans un récipient en verre, mélangez 220 g de sucre blanc, 1 cuillère à soupe de vinaigre et 1 cuillère à soupe de miel. Passez le tout au micro-ondes pendant 2 minutes (attention à la puissance de votre micro-onde !) Votre cire est prête et vous pouvez l'utiliser comme n'importe quelle autre cire d'épilation. Veillez à ce qu'elle ne soit pas trop chaude pour ne pas vous brûler.

RETARDER LA POUSSE DES POILS

Toutes les femmes le savent bien, les poils repoussent toujours trop vite, surtout si l'on utilise un rasoir pour s'épiler. Voici une petite astuce très simple pour retarder la repousse des poils.

Après chaque séance d'épilation, que ce soit au rasoir, à la crème épilatoire ou à la cire, massez-vous avec du vinaigre blanc. Vous verrez c'est radical. Vos poils mettront plus de temps à venir vous embêter à nouveau.

UN BAIN POUR RETARDER LA POUSSE DES POILS

Vous en avez assez que vos poils repoussent trop vite après l'épilation. Voici la recette pour réaliser un bain magique qui va ralentir la repousse des poils. Ainsi, vous serez tranquille plus longtemps.

Ajoutez à l'eau de votre bain, 1 tube entier d'aspirine et 4 cuillères à café de bicarbonate de soude. Plongez dans votre bain et relaxez-vous pendant au moins 30 minutes. Pour plus d'efficacité, renouvelez cette opération deux fois par mois.

REMPLACER LA MOUSSE A RASER

Pour celles qui utilisent le rasoir pour s'épiler, voici une petite astuce qui permet de remplacer la mousse à raser lorsque celle-ci fait défaut.

Remplacez la mousse à raser par de la mayonnaise. Eh oui, de la mayonnaise ! En effet, ses composants gras vont hydrater votre peau. La lame du rasoir glissera mieux sur votre peau et va éviter les vilaines coupures. C'est très efficace et surtout ça dépanne lorsque l'on n'a plus de mousse à raser. Et si vous ne trouvez pas la mayonnaise très ragoutante, vous pouvez mélanger, dans un peu d'eau chaude, un peu de bicarbonate de soude et du savon de Marseille. Voilà une autre astuce pour se raser sans mousse à raser.

UN APRÈS-RASAGE MAISON

Il n'est pas rare de voir apparaître sur votre peau, après une séance d'épilation, de petits boutons rouges ou des rougeurs localisées. C'est pourquoi il faut utiliser une solution après rasage qui va apaiser la peau, surtout si vous vous rasez.

Dans une casserole, faites bouillir 50 cl d'eau minérale avec une poignée de cerfeuil frais. Ajoutez-y 1 cuillère à soupe d'huile d'amande douce, 1 cuillère à soupe de fleurs de lavande séchées et 3 clous de girofle écrasés. Laissez macérer le tout pendant 4 jours avant de filtrer. Conservez votre après-rasage dans une bouteille au réfrigérateur.

UNE ÉPILATION DES SOURCILS INDOLORE

S'épiler les sourcils à l'aide d'une pince à épiler est une véritable torture. Vous êtes là, devant votre miroir grossissant, à traquer les poils inesthétiques et à vous les arracher. Voici une petite astuce pour en finir avec les larmoiements et la douleur.

Tamponnez vos sourcils avec un coton imbibé d'alcool à 90° avant l'épilation. Laissez sécher et commencez la séance. Vous verrez que la zone sera anesthésiée et que vous ne sentirez rien.

UNE ÉPILATION A LA CIRE COMME EN INSTITUT

L'épilation à la cire chaude est une technique 100% naturelle qu'utilisent les femmes orientales depuis des siècles. En institut, cette technique est réalisée à partir de cire orientale, qui est produit que vous pouvez facilement fabriquer vous-même. En effet, il vous faut du sucre, du jus de citron, de l'eau et du miel liquide. Voici la recette.

Dans une petite casserole, versez 4 cuillères à soupe de sucre en poudre et 1 cuillère à soupe d'eau. Faites caraméliser le tout à feu doux et ajoutez 2 cuillères à soupe de jus de citron et 1 cuillère à soupe de miel liquide. Dès que le mélange prend une belle couleur dorée, arrêtez la cuisson et versez-le dans un pot afin qu'il puisse refroidir. Attention, ne l'utilisez pas s'il est trop chaud, vous risqueriez de vous brûler. Ensuite, il ne vous restera plus qu'à vous épiler comme avec n'importe quelle cire.

UN APRÈS-RASAGE ADOUCISSANT

Après vous être rasé les jambes, il est indispensable d'hydrater votre peau. Voici une petite recette de grand-mères pour confectionner un baume hydratant 100% naturel à base de banane.

Dans un récipient, écrasez une banane pelée jusqu'à obtenir une purée homogène. Ajoutez-y de l'huile d'olive et le jus d'un citron. Mélangez le tout. Massez vos jambes pendant 15 minutes avec ce baume hydratant avant de vous rincer à l'eau claire. Cette préparation peut se conserver pendant 2 jours au réfrigérateur.

UN RASAGE DOUCEUR POUR LES HOMMES

Les poils de barbe des hommes sont particulièrement durs et rebelles. Et parfois, il faut insister pour être rasé de près. Voici une petite astuce qui vous permettra d'adoucir le poil afin de le préparer au rasage.

Une fois par semaine, avant le rasage, appliquez un peu de bicarbonate de soude sur votre visage. Attention à ne pas en faire entrer dans les yeux ! Laissez poser pendant 5 minutes avant de vous rincer à l'eau claire. Votre peau est fin prête pour être rasée.

CONTRE LE FEU DU RASOIR

Après le passage du rasoir, votre peau est souvent irritée. Des rougeurs apparaissent accompagnées d'une sensation de chaud. Voici une petite astuce pour apaiser votre peau naturellement.

Réduisez un avocat en purée et posez-la simplement sur votre peau. La pulpe d'avocat est riche en vitamines et en huiles essentielles calmantes. Cela va faire disparaître les rougeurs, atténuer la sensation de feu et adoucir votre peau.

Belle et fraîche

Nous sommes des femmes, certes, mais avant tout nous sommes des êtres humains. Et comme tout être humain, il nous arrive d'avoir mauvaise haleine ou encore de sentir mauvais des pieds. Pourtant, avec quelques astuces, on facilement en finir avec ces désagréments qui nous pourrissent la vie.

EN FINIR AVEC LES MAINS MOITES

Vous avez tendance à avoir les mains moites dès que vous êtes stressés ? Du coup, vous n'osez plus serrer la main ou toucher vos vêtements de peur d'y laisser des traces. Voici une petite astuce qui va vous aider à résoudre ce petit désagrément.

Dès que vous sentez que vos mains deviennent moites, saupoudrez-les de bicarbonate de soude. Gardez toujours avec vous un flacon contenant ce produit miraculeux. Il vous rendra bien des services, surtout si vous avez un entretien d'embauche ou un rendez-vous galant.

BAIN DE BOUCHE MAISON

Vous trouverez, dans le commerce, de nombreux bains de bouche qui vantent mille et une vertus. Mais tous ces bains de bouche ont un point en commun, outre leur prix faramineux : ils sont chimiques et pas très naturels. Voici une petite recette de grand-mères pour vous confectionner votre propre bain de bouche, rien qu'avec des produits naturels !

Dans une casserole, faites bouillir de l'eau et ajoutez-y une bonne poignée de menthe fraîche, quelques pétales de rose et quelques grains de café. Laissez infuser le tout jusqu'à ce que le mélange refroidisse puis filtrez-le. Vous pouvez conserver ce produit dans une bouteille et vous en servir après chaque lavage des dents. Votre haleine sera purifiée pendant plusieurs heures.

UN DENTIFRICE HALEINE FRAICHE MAISON

Tout comme le bain de bouche, il est possible de se confectionner son propre dentifrice rien qu'avec des produits naturels. Certes, la recette que je vais vous présenter est un peu onéreuse, mais vous ferez un geste pour la nature en mettant au placard votre dentifrice bourré de produits chimiques et industriels.

Prenez un pot et remplissez-le de moitié avec de l'argile verte ultra-ventilée. Ajoutez-y de l'infusion de romarin et quelques gouttes d'huile d'olive afin de former une crème onctueuse. Enfin, pour une haleine bien fraîche, terminez le mélange en ajoutant 4 gouttes d'huile essentielle de menthe. Votre dentifrice est prêt à être utilisé.

UN DENTIFRICE QUI DÉPANNE

Vous êtes à court de dentifrices et aucun magasin n'est ouvert ? Dépannez-vous grâce à cette petite astuce très astucieuse !

Choisissez une fraise bien mûre et écrasez-la. Étalez la compote obtenue sur votre brosse à dents et lavez-vous avec comme si vous utilisiez un dentifrice. Vous pouvez même manger ce dentifrice après le brossage ! Par contre, cette astuce reste une solution de dépannage.

ENLEVER DU CHEWING-GUM DANS LES CHEVEUX

Toutes les personnes qui ont déjà vécu cet incident peuvent témoigner : il est très difficile de retirer du chewing-gum qui est collé dans ses cheveux. Le moyen le plus radical est de couper les cheveux. Mais là, on se retrouve avec un gros trou au milieu du crâne et ce n'est pas franchement joli. Voici une petite astuce pour enlever complètement le chewing-gum de ses cheveux.

Commencez par retirer le plus gros en tirant dessus, sans arracher les cheveux bien sûr. Il ne restera que des résidus sur quelques mèches. Versez généreusement sur ces mèches de cheveux de l'huile alimentaire et massez jusqu'à ce que tout se décolle. Sinon, vous pouvez aussi utiliser un glaçon, le passer patiemment sur le chewing-gum jusqu'à ce qu'il gèle. Vous pourrez, alors, le retirer plus facilement.

EN FINIR AVEC LES ODEURS DE PIEDS

Rien n'est plus désagréable que de transpirer des pieds ! Vos pieds deviennent moites dans vos chaussures et dès que vous les retirez, une odeur nauséabonde s'en dégage. Du coup, vous n'osez plus retirer vos chaussures en présence de quelqu'un et cela est un véritable problème. Voici une petite astuce pour remédier à ce désagrément.

Pour cela, il suffit de prendre des bains de pieds citronnés. Faites infuser dans de l'eau chaude 3 sachets de thé vert. Dans une bassine, versez le jus de 3 citrons et ajoutez l'eau chaude infusée. Plongez-y vos pieds pendant 30 minutes. Attention, vérifiez bien la température de l'eau avant pour ne pas vous brûler.

POUR UN EFFET BONNE MINE

Votre teint fait grise mine. Voici une petite astuce pour lui redonner de la clarté, grâce au citron. En effet, le citron va détoxifier votre organisme et nettoyer votre foie qui a une influence directe sur votre teint.

Chaque matin, pendant 3 semaines, buvez à jeun le jus d'un citron mélangé à de l'eau chaude. C'est simple et rapide. En prime, le citron va agir sur vos boutons en les asséchant. Vous retrouvez un teint éclatant et une peau belle et rayonnante.

FABRIQUER UN DÉODORANT MAISON

Voici une petite recette pour confectionner vous-même un déodorant maison 100% naturel et 100% efficace en poudre ou en spray.

Dans un récipient, mélangez à parts égales de la poudre d'alun et de la poudre d'iris. Ajoutez 2 gouttes d'huile essentielle du parfum qui vous plait. Vous obtiendrez un déodorant en poudre à appliquer à l'aide d'une houppette. Et si vous préférez les déodorants en spray, il suffit de diluer 1 à 2 cuillerées à café de poudre dans un petit pulvérisateur rempli d'eau.

UNE AUTRE RECETTE D'UN DÉODORANT MAISON

Voici une autre recette pour vous débarrasser définitivement de votre déodorant industriel. C'est bon pour la planète, bon pour vous et meilleur pour votre porte-monnaie.

Diluez un verre de vinaigre de lavande ou de vinaigre de rosat avec un verre d'eau. Imbibez un coton avec ce mélange et tamponnez délicatement vos aisselles avec.

BLANCHIR SES DENTS

La consommation de tabac, de thé ou de café peut laisser des tâches sur vos dents. Dans le commerce, il existe de nombreux dentifrices qui promettent de blanchir les dents et de retrouver un sourire éclatant. C'est bien... sauf qu'ils sont vendus à prix d'or et certains ne fonctionnent pas. Voici une petite astuce pour blanchir vos dents tâchées qui marche et surtout pas chère.

Brossez-vous régulièrement les dents avec du bicarbonate de soude, tous les 15 jours (et pas plus !) augmentez l'efficacité du bicarbonate en y ajoutant quelques gouttes d'eau oxygénée. Attention toutefois, ce mélange est très acide et il ne faut surtout pas l'avaler !

RÉGULER LA TRANSPIRATION

La transpiration est un phénomène physiologique qui permet à l'organisme de maintenir sa température. Sauf que la transpiration s'accompagne souvent de mauvaises odeurs qui sont dues à la prolifération de bactéries. Voici une petite astuce qui permettra de réguler votre transpiration et ainsi limiter les odeurs de transpiration.

Après chaque douche, passez un coton imbibé de jus de citron sur vos aisselles et vos pieds. Le citron ne va pas chasser les mauvaises odeurs, mais il va éviter la prolifération bactérienne responsable de ces mauvaises odeurs. Si vous avez une transpiration relativement abondante, complétez ce traitement en saupoudrant un peu de talc sur les zones qui transpirent le plus.

AVOIR DES JAMBES DE DÉESSE

Vous trouvez que vos jambes sont un peu grosses. Voici une petite astuce pour les affiner grâce à une huile amincissante 100% naturelle.

Dans une petite fiole hermétique, mélangez 15 cl d'huile de jojoba, 5 gouttes d'huile essentielle de cyprès et 5 gouttes d'huile essentielle de citron. Tous les soirs, appliquez cette préparation sur vos jambes en massant énergiquement jusqu'à ce que le produit pénètre totalement.

UN BAIN DE PIEDS ANTI ODEUR

Après une journée de travail, il n'est pas rare d'avoir transpiré des pieds. Ces derniers sentent alors mauvais. Voici une petite astuce pour faire disparaître cette mauvaise odeur qui s'est incrustée sur vos pieds.

Dans une bassine remplie d'eau chaude, ajoutez un sachet de thé (n'importe lequel), un verre de lait et quelques feuilles de salade. Plongez vos pieds à l'intérieur de la bassine et laissez-les pendant une bonne vingtaine de minutes. Ce bain de pieds va faire disparaître les mauvaises odeurs de vos pieds et en plus va vous relaxer.

DES PIEDS TOUJOURS IMPECCABLES

Il est important d'être belle de la tête aux pieds. D'ailleurs, pour prendre soin de ses pieds, voici une petite astuce facile à réaliser.

Dans une bassine remplie d'eau chaude, versez 1 verre de vinaigre de cidre et une poignée de gros sel. Laissez tremper vos pieds pendant 20 minutes à l'intérieur et terminez le soin en les frottant à l'aide d'une pierre ponce.

GOMMER LES SIGNES DE LA FATIGUE

Vous avez peu ou mal dormi cette nuit et votre visage est tout bouffi par la fatigue ? Voici une petite astuce toute simple pour chasser les marques de fatigue et vous redonner bonne mine grâce à un tonique au vinaigre de lavande.

Dans un verre rempli d'eau, diluez 1 cuillère à soupe de vinaigre de lavande et nettoyez votre peau avec cette mixture. Un seul passage suffit à enlever de votre visage tous les signes de fatigue et à éclairer votre teint.

ÉLIMINER UNE ODEUR DE PARFUM

Au détour d'une séance de shopping, vous avez essayé un nouveau parfum et l'odeur s'est incrustée sur votre chemisier. Le problème, c'est que vous détestez cette odeur et cela vous donne mal à la tête. Voici une petite astuce pour chasser cette vilaine odeur.

Vaporiser un peu de vinaigre blanc au niveau de l'endroit où s'est incrusté le parfum. Sentez à nouveau. L'odeur a disparu.

UN RINCE-BOUCHE POUR LES PIEDS

Voici encore une nouvelle astuce pour éliminer les odeurs désagréables de pieds.

Pour cela, il suffit de plonger ses pieds dans une bassine contenant de l'eau chaude et du rince-bouche. En effet, le rince-bouche contient souvent de l'essence de thym qui est connue pour éliminer les bactéries responsables des mauvaises odeurs. Attention toutefois à n'avoir aucune lésion sur vos pieds avant de les plonger dans ce bain.

UNE CURE ANTI-ÂGE

On rêve toutes de rester jeunes éternellement ou du moins, le plus longtemps possible. Mais comment faire ? Faites une cure anti-âge ! Voici la recette.

Pendant 2 semaines, chaque matin, buvez un mélange constitué par le jus de 2 carottes et le jus d'un citron. Au petit-déjeuner, mangez des fruits secs à coques, comme des amandes, des noix ou des noisettes. Faites vos autres repas en essayant de limiter les sucres rapides et les lipides. Vous verrez, cette cure vous donnera de la vitalité et va détoxifier votre organisme.

RAFFERMIR LES SEINS

L'âge, les grossesses et les allaitements ont tendance à faire tomber les seins. La peau devient moins ferme. Bien sûr, on a toutes entendu dire qu'il fallait terminer sa douche à l'eau froide pour les raffermir. C'est vrai, ça fonctionne. Mais, faut pouvoir supporter l'eau froide sur son corps. Voici une autre astuce, tout aussi efficace, pour raffermir vos seins.

Pour cela, il suffit de vous asperger les seins avec du jus de pomme pur. Eh oui ! C'est aussi simple que cela. Utilisez le jus de pomme en lotion et vous allez bientôt faire rêver tous les hommes avec un joli décolleté.

BEAUTÉ DES PIEDS

L'été, il est important d'avoir de jolis pieds pour pouvoir les afficher dans de petites chaussures ouvertes. Oui, mais si l'on a des durillons, cela paraît un peu compliqué. Chasser vos durillons grâce à une petite astuce très simple à réaliser.

Trempez une tranche de pain de mie dans 15 cl de vinaigre de cidre. Découpez un morceau et posez-le sur votre durillon. Recouvrez-le d'une gaze et faites tenir le tout à l'aide d'un sparadrap. Laissez agir toute la nuit. Le lendemain, il ne vous restera plus qu'à frotter les callosités qui auront eu le temps de ramollir toute la nuit.

UN BAIN DE PIED NETTOYANT

Lorsque vous prenez la douche, vous nettoyez vos pieds. Mais vos pieds ont besoin de plus d'attention. Au moins une fois par semaine, il est conseillé de leur faire prendre un bain de pied nettoyant. Comment ? Voici la recette.

Dans une casserole, portez à ébullition 2 litres d'eau. Ajoutez-y un bol de flocons d'avoine qui ont été préalablement imbibés d'eau. Laissez cuire pendant 5 minutes et retirez la casserole du feu. Laissez refroidir la mixture et ajoutez-y 20 g de bicarbonate de soude et le jus d'un citron. Faites chauffer une nouvelle fois le tout et transvasez la mixture chaude dans une bassine. Trempez-y vos pieds pendant 20 minutes avant de les rincer à l'eau claire.

AVOIR TOUJOURS BONNE MINE

Vous rêvez d'avoir toujours un teint hâlé, même en hiver ? Grâce à une petite recette de grand-mères, cela devient possible.

Diluez une cuillère à soupe de henné dans un peu d'eau chaude. Appliquez cette mixture en fine couche sur le visage, le cou et les oreilles. Laissez poser pendant 30 secondes (pas plus !) avant de rincer abondamment à l'eau claire.

UN DÉODORANT EXPRESS

Vous êtes invitée en soirée et au dernier moment vous vous rendez compte que vous n'avez plus de déodorant. C'est terrible, puisque sans déodorant, vous allez transpirer et dégager une mauvaise odeur. De plus, les magasins sont fermés. Pas de panique ! Voici une recette pour fabriquer vous-même un déodorant express qui vous empêchera de transpirer. Ainsi, vous pourrez danser jusqu'au bout de la nuit sans problème.

Diluez 2 cuillères à café de bicarbonate de soude dans un pulvérisateur contenant de l'eau chaude. Agitez énergiquement. Voilà, votre déodorant est prêt.

POUR UNE HALEINE TOUJOURS FRAICHE

Après un repas à base d'ail ou fort en goût, il n'est pas rare d'avoir une haleine un peu chargée, ce qui est désagréable pour vous et pour votre entourage. Voici une petite astuce pour vous débarrasser de la mauvaise haleine et qui vous fera patienter jusqu'au brossage des dents.

Pour cela, il suffit de croquer dans un grain de café. En effet, celui-ci va rapidement rafraîchir l'haleine. C'est peut-être moins efficace qu'un chewing-gum à la menthe, mais c'est tellement plus naturel.

EN FINIR AVEC LA MAUVAISE HALEINE

La mauvaise haleine est un problème qui peut provenir d'un problème bucco-dentaire, d'estomac, de mauvaise digestion… Seuls un dentiste ou un stomatologue pourront vous aider à chasser la mauvaise haleine. Par contre, si vous avez mangé de l'ail, voici une petite astuce pour éviter d'avoir mauvaise haleine. Ainsi, vous n'aurez plus à vous priver d'ail !

Finissez votre repas en mâchant une branche de persil frais pendant au moins 15 minutes. Mangez ensuite une pomme en prenant soin de bien mâcher. Ainsi, vous pourrez embrasser vos invités à l'aise sans qu'ils sentent une quelconque odeur d'ail.

FAIRE PÉTILLER SON REGARD

Vos paupières ressemblent à celles d'un boxeur après un match ? Voici une petite astuce qui vous aidera à les faire dégonfler et à faire pétiller votre regard à nouveau.

Faites cuire, au four ou à l'eau, quelques pommes. Retirez la pulpe et appliquez-la sur vos cernes et vos paupières. Faites attention à ne pas en faire entrer dans les yeux. Laissez agir pendant 20 minutes avant de rincer.

ATTÉNUER LES POCHES SOUS LES YEUX

Vous avez un rendez-vous important dans la journée et il est primordial que vous vous présentiez sous votre meilleur aspect. Oui, mais voilà… vous avez mal dormi et vous êtes affublée de vilaines poches et de vilains cernes qui vont mettre à mal votre image. Voici une petite astuce qui aidera à atténuer les poches et les cernes sous vos yeux.

Coupez simplement deux rondelles épaisses de concombre et laissez-les poser sur vos yeux pendant une vingtaine de minutes. Le concombre va réaliser un véritable miracle en très peu de temps.

METTRE LES PETITES POITRINES EN VALEUR

Il n'y a pas que les poitrines voluptueuses que l'on peut afficher avec des décolletés plongeants. Les petites poitrines ont aussi le droit de se montrer dans un joli décolleté. Vous n'osez pas mettre un décolleté à cause de votre petite poitrine ? Essayez cette astuce et vous changerez vite d'avis.

Mettez en valeur votre poitrine, et cela, quelle que soit la taille de votre bonnet, en déposant un peu de blush entre les seins, en suivant leur courbe.

FAIRE DURER SON PARFUM

Le parfum, même celui acheté à un prix d'or, a tendance à s'évaporer. Du coup, en fin de journée, on ne le sent quasiment plus. Voici une petite astuce pour le faire durer jusqu'au bout de la nuit.

Vaporisez votre parfum au niveau des endroits stratégiques, c'est-à-dire au niveau des plis des poignets, des plis des coudes, derrière les oreilles et au niveau de la nuque. C'est au niveau de ces endroits que le sang afflue le moins. Donc, cela va renforcer sa diffusion.

STOP À LA TRANSPIRATION ABONDANTE

Vous transpirez facilement, surtout l'été quand il fait chaud ou lorsque vous bougez et malgré votre déodorant il n'est pas rare que vous sentiez la transpiration. Voici une petite astuce pour lutter efficacement contre ce petit désagrément.

Ayez toujours sur vous un peu de bicarbonate de soude. Dès que vous sentez que vous allez transpirer, tapotez vos aisselles avec un peu de ce produit miraculeux. Cela limitera les odeurs nauséabondes. Renouvelez l'opération plusieurs fois par jour si nécessaire. Ainsi, vous serez toujours fraîche et belle.

EN FINIR AVEC LES COUDES RUGUEUX

Vos coudes sont rugueux et vous avez beau y appliquer toutes les crèmes du marché, rien n'y fait. Alors vous les cachez sous des manches. Osez les t-shirts grâce à ce petit remède ancestral tellement naturel.

Après chaque douche, sur une peau encore humide, passez un citron coupé en deux sur vos coudes. Vous verrez, en 1 mois à peine les coudes rugueux ne seront plus qu'un mauvais souvenir.

Bonus

Dans ce dernier chapitre, vous trouverez quelques astuces et quelques recettes de grand-mères pour vous relaxer dans un bain, vous faire un massage tonifiant ou au contraire zenifiant, vous aider à choisir votre soutien-gorge...

SE RELAXER DANS UN BAIN

Après une journée stressante et fatigante, c'est un pur bonheur de plonger dans un bain relaxant aux effets déstressants et relaxants. Pour cela, suivez cette petite astuce et plongez-y avec délectation.

Faites couler un grand bain chaud et ajoutez-y 10 à 15 gouttes d'huile essentielle de lavande mélangées à une cuillère à soupe d'huile végétale. En effet, la lavande est réputée pour ses propriétés déstressantes.

UNE HUILE DE MASSAGE TONIFIANTE

Voici une petite recette pour confectionner soi-même une huile de massage tonifiante à utiliser avec un massage tonique bien entendu.

Pour cela, il suffit d'ajouter dans un flacon contenant de l'huile d'amande douce ou de l'huile de pépin de raisin, 5 gouttes d'huile essentielle de pamplemousse et 5 gouttes d'huile essentielle de gingembre. Mélangez énergiquement. Votre huile tonifiante est prête. À n'utiliser que lors d'un massage tonifiant.

UN MASSAGE ZENIFIANT

Rien de tel qu'un bon massage pour diminuer vos angoisses et vous relaxer. Pour cela, il suffit de réaliser un massage au niveau des pieds et de la nuque avec une préparation maison 100% naturelle dont voici la recette. Vous serez totalement détendu et vous passerez une bonne nuit.

Dans un flacon, mélangez 10 cl d'huile d'amande douce, 5 gouttes d'huile essentielle de citron, 5 gouttes d'huile essentielle de lavande, 5 goutes d'huile essentielle d'orange douce et 5 gouttes d'huile essentielle d'ylang-ylang.

Attention : cette recette contient de nombreuses huiles essentielles. Il convient de tester la recette sur une partie de votre corps avant de l'utiliser en massage. En effet, les huiles essentielles peuvent provoquer des allergies.

POUR UN BAIN APAISANT

Quel plaisir de prendre un bon bain chaud après une journée stressante et éreintante. Voici une petite recette qui vous permettra de vous détendre totalement dans votre bain.

Ajoutez à l'eau de votre bain 1 goutte d'huile essentielle de citron, 1 goutte d'huile essentielle de mandarine et 1 goutte d'huile essentielle de lavande. Veillez à diluer les huiles essentielles dans un verre de lait. Les huiles essentielles agiront autant par voie aérienne que par voie cutanée.

Attention : il convient d'utiliser les huiles essentielles avec précaution, car elles peuvent causer des allergies. Demandez conseil à votre pharmacien avant de les utiliser.

UN DIURÉTIQUE MAISON

Il est important d'aider votre organisme à chasser toutes les impuretés accumulées au fil du temps, afin de le laver de l'intérieur. Voici une petite recette d'une citronnade drainante qui va purifier votre organisme.

Tous les matins, buvez le jus d'un citron dilué dans un verre d'eau. L'astuce est d'avaler cette mixture 30 minutes avant de prendre votre petit-déjeuner. Vous pouvez l'avaler dès votre réveil, puis prendre votre douche et vous préparer. Ainsi vous ne perdrez pas de temps et vous pourrez manger tranquillement.

CHOISIR SON SOUTIEN-GORGE

bonnet C... (il faut aller de 2 en 2).

Le choix du soutien-gorge est crucial. Celui-ci doit impérativement être à la bonne taille pour soutenir les seins sans les comprimer, pour éviter les bourrelets disgracieux ou encore pour éviter que la poitrine ne déborde. Pour cela, il existe une petite astuce pour vous aider à connaître avec précision votre tour de poitrine et votre bonnet.

La taille d'un soutien-gorge est définie par une lettre (A, B, C...) et un chiffre (85, 90,95...). Le tour de votre poitrine, qui est le chiffre, est relativement simple à connaître. Il suffit de mesurer, à l'aide d'un mètre ruban placé sous les seins, le tour de votre buste et d'ajouter 15 à ce chiffre. Pour le bonnet, c'est un peu plus compliqué. Mesurez le tour de votre poitrine en plaçant le mètre ruban sur vos seins. Vous obtiendrez un chiffre. Soustrayez à ce chiffre au chiffre obtenu lors de la mesure du tour de votre buste. Si le résultat obtenu est 13, vous faites un bonnet A, si c'est 15 vous faites un bonnet B, si vous obtenez un résultat de 17 vous faites un

NETTOYER UNE BROSSE À DENTS

UN MASSAGE DRAINANT

Pour une bonne hygiène bucco-dentaire, les spécialistes recommandent de se laver les dents après chaque repas et de changer régulièrement de brosse à dents. En effet, les poils de votre brosse à dents s'épuisent et elle devient moins efficace lors du brossage. Mais surtout, des bactéries se collent à votre instrument et ce n'est pas très bon pour vos dents. Voici une petite astuce qui vous permettra de nettoyer votre brosse à dents en profondeur et ainsi d'allonger sa durée de vie.

Laissez tremper votre brosse à dents toute une nuit dans un verre rempli d'eau et de vinaigre blanc. Le lendemain matin, rincez votre brosse à dents à l'eau claire. Elle est alors prête à l'emploi. Renouvelez cette opération 1 fois par semaine.

Rien de tel qu'un bon massage drainant pour relancer la circulation et drainer les toxines, surtout si on n'a pas le temps de prendre un bain détoxifiant. Mais, pour réussir un massage drainant à la perfection, suivez cette petite recette très simple à réaliser.

Dans une petite fiole, diluez 10 cl d'huile d'amande douce avec 5 gouttes d'huile essentielle de citron, 5 gouttes d'huile essentielle de romarin, 5 gouttes d'huile essentielle de pamplemousse et 3 gouttes d'huile essentielle de menthe poivrée. Massez-vous énergiquement avec ce délicieux mélange en insistant sur les jambes, les fesses et le ventre.

UN BAIN REVIGORANT

Après un effort intense, une séance de sport ou un jogging, rien n'est plus plaisant que de se plonger dans un bon bain revigorant. Voici une petite recette pour vous aider à confectionner ce bain tonique et revigorant qui vous aidera à garder votre forme.

Dans un bol, faites dissoudre 175 g de savon de Marseille en paillettes dans de l'eau chaude jusqu'à obtenir une pâte homogène. Dans un second bol, diluez 1 cuillère à soupe de glycérine avec le jus d'un citron. Mélangez le tout et transvasez cette mixture dans un bocal hermétique. Lorsque vous prenez un bain, ajoutez à l'eau du bain 1 cuillère à soupe de cette mixture.

UN BAIN 2 EN 1

Que diriez-vous d'effectuer un bain qui affine la silhouette tout en étant relaxant. Eh oui, c'est un bain 2 en 1 et 100% naturel qui plus est ! Pour cela, suivez ma recette.

Hachez 100 g de feuilles de lierre et plongez-les dans 1 litre de vinaigre de cidre bouillant. Ajoutez le jus d'un citron et laissez macérer pendant 6 heures. Versez la mixture telle quelle est dans votre eau de bain et plongez-y avec délectation. Au bout de quelques minutes, vous serez détendue et surtout raffermie.

ASTUCES ANTI-ROUGEURS

Vous avez tendance à rougir facilement ? Votre peau est fragile et affiche souvent des petites rougeurs localisées ? Voici quelques astuces qui vous aideront à faire disparaître ces rougeurs.

Des compresses d'eau de mauve peuvent vous aider à limiter les rougeurs. Évitez les repas trop épicés, l'alcool, l'exposition au soleil ou le froid sans protéger votre peau. Enfin, une base de teint verte vous aidera à cacher les petites rougeurs.

DISSOUDRE LA COLLE DES PANSEMENTS

Vous vous êtes coupé ou vous êtes tombé et ouvert le genou ? Vous avez désinfecté la plaie et appliqué un sparadrap. C'est bien, mais ce qui est gênant, c'est que lorsque le sparadrap ou le pansement est resté en place plusieurs jours, lorsqu'on l'enlève, il reste toujours une trace de colle sur la peau, trace d'ailleurs qui va noircir rapidement. Ce n'est pas très joli. Voici une petite astuce pour vous débarrasser de cette colle.

Imbibez un coton de dissolvant et frottez au niveau de la zone imprégnée de colle. Surtout, veillez à ne pas toucher la plaie avec le coton imbibé de dissolvant.

POUR ARRÊTER DE ROUGIR

Vous êtes timide ou émotive et vous rougissez dès que l'on vous complimente ou lorsque vous devez prendre la parole en public ou encore lorsque vous entendez une discussion coquine. Du coup, vous n'osez plus parler et vous vous mettez à l'écart des autres. Voici une petite astuce qui vous permettra d'arrêter de rougir.

Dès que vous sentez que vous devenez rouge, pincez fortement et discrètement le lobe de l'oreille. Celui-ci deviendra écarlate, mais vos joues, elles, ne changeront pas de couleur.

SOULAGER LES MIGRAINES

Les migraines sont des douleurs crâniennes très invalidantes. Pour les soulager, vous vous couchez dans le noir, vous évitez les bruits, vous massez vos tempes… À chacun sa technique. Voici une petite recette d'un baume maison qui va vous aider à soulager vos migraines.

Faites fondre une petite quantité de beurre de karité. Ajoutez-y quelques gouttes d'huile essentielle de menthe poivrée. Massez vos tempes avec ce baume maison.

SOULAGER UNE GUEULE DE BOIS

Le meilleur remède pour ne pas avoir une gueule de bois, c'est encore de ne pas boire. Mais bon… Par contre, si vous partez en soirée ou si vous êtes invitée à une fête, voici quelques astuces pour éviter d'avoir une gueule de bois ou pour la soulager.

Entre chaque verre d'alcool ingurgité, buvez un grand verre d'eau. Avant de vous coucher, buvez un dernier verre d'eau. Si vous avez peu mangé, avalez quelque chose de léger et non gras, comme un morceau de pain par exemple.

APAISER LES BRULURES D'ESTOMAC

Vous souffrez de maux d'estomac, soit après un repas trop copieux, trop gras ou trop épicé. Voici une petite astuce pour calmer vos brûlures d'estomac.

Mélangez une cuillère à café rase d'argile dans un grand verre d'eau. Buvez cette préparation et patientez quelques minutes avant de sentir les premiers signes de soulagement. Par contre, n'utilisez pas cette astuce si vous êtes constipé ou si vous avez tendance à l'être. Une autre astuce, pour les constipés et ceux qui n'ont pas d'argile à la maison, est de boire un grand verre d'eau gazeuse naturelle et d'éliminer, au prochain repas, tous les produits gras.

RETROUVEZ LE SOMMEIL

Vous avez du mal à vous endormir et vous ne trouvez pas facilement le sommeil. Pourtant vous êtes fatigué, mais chaque soir, c'est le même rituel. Vous vous tournez et retournez dans votre lit jusqu'à point d'heure avant de parvenir à vous endormir. Voici quelques astuces pour vous aider à retrouver le sommeil.

Mangez légèrement le soir et buvez, juste avant d'aller vous coucher, une infusion de camomille. Si vous n'aimez pas les infusions, vous pouvez trouver, en pharmacie, des granules homéopathiques à la camomille. Sinon, vous pouvez, aussi, vous détendre dans un bon bain chaud à la camomille. Pour cela, il suffit de jeter quelques feuilles de camomille dans l'eau de son bain ou des produits enrichis en camomille, comme des boules effervescentes ou des huiles de bain.

DES MASSAGES SUR MESURE

Les massages proposés dans les instituts sont nombreux. Vous y trouverez des massages relaxants, dynamisants, antistress, énergisants, stimulants… Mais beaucoup d'entre nous ne peuvent s'offrir ces soins, car trop onéreux. Réalisez vous-même ces massages à la maison en utilisant des huiles essentielles sur mesure.

Diluez quelques gouttes d'huile essentielle spécifique dans une cuillère à soupe d'huile végétale (, le dosage étant de 5 gouttes d'huile essentielle pour une cuillère à soupe d'huile végétale de préférence sèche comme l'huile végétale de noisette ou de pépins de raisin). Réalisez votre massage avec votre huile ou faites-vous masser par votre conjoint par exemple. Pour un massage relaxant, optez pour l'huile essentielle de camomille, de néroli ou de verveine. Pour un massage décontractant, optez pour l'huile essentielle de gaulthérie couchée que vous associerez avec de l'huile d'arnica pour renforcer ses effets. *Pour un massage revigorant, optez pour l'huile essentielle de sarriette des montagnes. Pour un massage sensuel, optez pour l'huile essentielle d'ylang-ylang. Pour un massage spécial circulation, optez pour l'huile essentielle de cyprès.*

SOULAGER SES PIEDS

Vous avez piétiné toute la journée, vous avez fait les boutiques avec de gros souliers fermés… Résultat : vos pieds sont endoloris, fatigués et gonflés. Voici une petite astuce qui va les soulager rapidement.

Dans une bassine contenant 1 litre d'eau chaude, versez 20 g de chlorure de magnésium et trempez-y vos pieds. En un instant, vous ressentirez un soulagement.

PARFUMER SON BAIN

Vous rêvez de vous délasser dans un bon bain chaud parfumé, mais vous n'avez pas de sels de bain sous la main. Qu'à cela ne tienne ! Apprenez à confectionner vos sels de bain grâce à une petite recette de grand-mères 100% naturelle.

Dans un récipient contenant 1 kg de gros sel, versez une vingtaine de gouttes d'huile essentielle de lavande. À chaque bain, jetez dans l'eau du bain une poignée de ce sel parfumé. Vous pouvez, aussi, varier les senteurs en utilisant d'autres huiles essentielles.

UNE FLEUR DE DOUCHE MAISON

Quoi de plus écologique et économique que de fabriquer sa propre fleur de douche. Voici ma petite astuce pour confectionner votre propre fleur de douche en utilisant le recyclage.

Conservez les filets de maille synthétique qui enveloppent les citrons, les pommes de terre, les pommes… Une fois que vous en avez plusieurs, rincez-les, mettez-les en boule, sauf un dans lequel vous mettrez la boule ainsi formée. Cette fleur de douche ne vous aura pas coûté un seul centime et laissera votre peau propre et douce.

FABRIQUER UN SAVON MAISON

Si vous n'avez plus de savon à la maison, vous pouvez le fabriquer vous-même grâce à cette petite recette simple et rapide.

Diluez 4 cuillères à café de bicarbonate de soude dans 1 verre de vinaigre blanc. Une pâte homogène doit se former. Laissez-la reposer pendant quelques minutes avant de vous laver avec. Votre peau sera nettoyée en profondeur.

FABRIQUER SON RINCE-DOIGTS

Vous venez de manger des fruits de mer. Ce fut un réel délice, mais il vous reste, à présent, une odeur de crustacés très tenaces sur les doigts. Fabriquez vous-même votre rince-doigts 100% naturel.

Dans un récipient contenant de l'eau, mélangez du bicarbonate de soude. Plongez vos doigts dans cette eau bicarbonatée. En un instant, vos doigts ne sentiront plus le crustacé et ne colleront plus.

Remerciements

Je tiens à remercier toutes les personnes sans qui cet ouvrage n'aurait jamais pu voir le jour.

Tout d'abord ma grand-mère et ma mère qui m'ont livré toutes leurs astuces beauté et qui m'ont expliqué comment m'en servir.

Mon mari, pour sa patience, ses encouragements et son aide.

Ma sœur, Lolly, pour ses encouragements.

Mes amies, qui m'ont livré aussi leurs astuces ancestrales et de famille et qui m'ont aidé à tester certaines recettes.

J'espère que ce livre vous comblera et vous aidera à être plus proche de la nature et de ses bienfaits.

Du même auteur

> Mille et une astuces et recettes de grand-mères, spécial maison
> Mille et une astuces et recettes de grand-mères, spécial minceur
> Mille et une astuces et recettes de grand-mères, spécial santé

Livre disponible sur Amazon, sur Kindle et d'autres points de vente en
ligne